ANNA TRÖKES

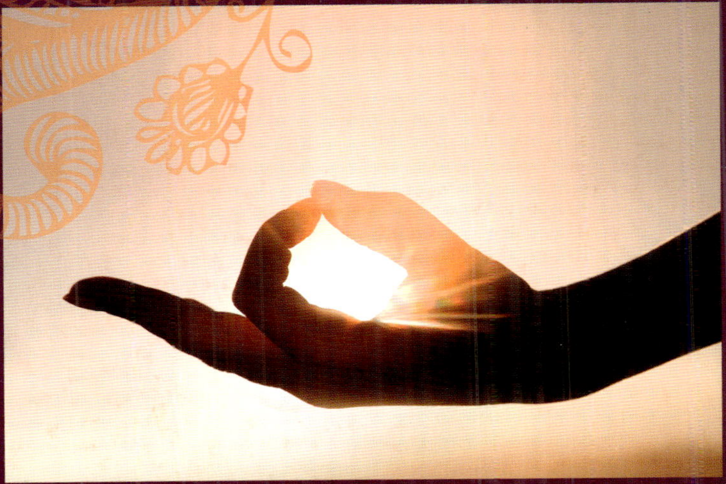

YOGA-WEISHEIT

Meditationen und Achtsamkeitsübungen
für 52 Wochen

Auch wenn Sie bis jetzt noch keine oder wenig Erfahrung mit den Lehren des Yoga gemacht haben, werden die Themen dieses Tischaufstellers Sie durch Ihr Jahr begleiten können und Ihnen vielfältige Inspirationen und Anregungen geben. Alles, was Sie brauchen, ist die Absicht, bewusster und achtsamer zu leben, und die Bereitschaft, sich darin unterstützen zu lassen, notwendige Weichenstellungen vorzunehmen – und durchzuhalten. Dafür bietet Ihnen dieser Tischaufsteller 52 Übungen für 52 Wochen des Jahres, die aufeinander aufbauen, sich immer wieder überlappen und ergänzen. Die Übungen sind so aufeinander abgestimmt und so miteinander vernetzt, dass sie Ihnen einen soliden Boden bereiten, auf dem Sie Bewährtes pflegen und Neues wachsen lassen können. Sie basieren auf Yogaweisheiten, die Ihnen helfen möchten, mehr Einsicht und Klarheit bezüglich Ihres jetzigen Lebens zu entwickeln und für die Zukunft eine förderliche innere Ausrichtung zu finden.

Jeweils vier aufeinanderfolgende Übungen bilden eine Übungseinheit für vier Wochen. Jeder Themenblock beginnt mit einer Meditation oder Achtsamkeitsübung, die für die kommenden vier Wochen die Richtung vorgibt und Ihnen eines der großen Yogathemen erfahrbar machen soll. Die Übungen der folgenden drei Wochen dienen dann der Erweiterung, Verdeutlichung und Vertiefung dieses Themas.

Wenn Sie schon Yogaerfahrung gesammelt haben, kann Ihnen der Tischaufsteller als »Werkzeugkoffer« oder als Inspiration für Ihre Meditationspraxis dienen, oder Sie lassen sich einfach von den meditativen Bildern und Zitaten leiten.

Yoga – ein Weg zu sich selbst

Die Lehren des Yoga stammen aus Indien und sind seit etwa 1500 v. Chr. überliefert. Der Yoga ist ursprünglich ein geistiger Weg, um mit den großen Sinnfragen des menschlichen Lebens umzugehen und nachhaltige Lösungen für innere Konflikte im Denken und Fühlen zu entwickeln.

Auffallend ist, dass sich die Themen, mit denen sich unser Geist beschäftigt, in den letzten 3500 Jahren im Grunde gar nicht geändert haben. Schon in den alten Texten finden wir Hinweise darauf, wie wichtig es ist, Strategien zu entwickeln, mit den eigenen Gefühlen, Gedanken und Mustern so umzugehen, dass uns ein friedvolles und sinnerfülltes Leben möglich wird.

In allen Yogatraditionen, die sich seit dem Altertum entwickelt haben, geht es darum, wie wir mit dem ganz normalen Stress, aber auch mit schwierigen Alltagssituationen und diversen Rückschlägen fertig werden können, ohne dass sie uns aus der Bahn werfen. Yoga lehrt uns eine innere Widerstandsfähigkeit, mit deren Hilfe wir den Problemen des Lebens wie ein Stehaufmännchen begegnen können.

Dazu zeigt der Yoga Möglichkeiten auf, wie wir uns davon befreien können, dass sich unser Geist von Problemen aller Art beherrschen lässt. Einer der wesentlichsten Schritte in die Freiheit ist die Erkenntnis, dass die meisten unserer Probleme selbst gemacht sind und ihre Lösung deshalb auch in uns selbst zu finden ist.

Wer bin ich – und wer will ich werden?

Der Yoga hilft uns zu erkennen, wie wir jetzt leben, und Visionen zu entwickeln, wer wir sein möchten und wie wir unser Dasein gestalten wollen. Yoga zu leben heißt, bewusst, verantwortungsvoll und in Überstimmung mit den eigenen Visionen und Zielen zu leben.

Achtsam und bewusst durchs Leben gehen

Sie finden in diesem Tischaufsteller viele Achtsamkeitsübungen. Achtsam sein heißt, zunehmend bewusst darauf zu achten, was Sie tun, wie Sie es tun, wie es Ihnen dabei geht und welche Auswirkungen Ihr Denken, Fühlen und Handeln auf Sie und auf Ihre Umgebung haben.

Muster im Denken und Handeln erkennen

Achtsamkeit hilft, uns selbst auf die Spur zu kommen und all die Denk- und Handlungsmuster zu erkennen, die ganz tief in uns eingeprägt sind. Sie hilft auch dabei, uns bewusst zu werden, welches Denken und Handeln förderlich und günstig ist und welches nicht.

Dadurch werden wir zunehmend in die Lage versetzt, das zu erkennen und zu vermeiden, womit wir uns in der Vergangenheit immer wieder unnötig in unangenehme oder leidvolle Situationen gebracht haben.

Zum Beobachter werden

Achtsamkeit lässt uns zum Beobachter unserer selbst werden. Das Konzept des Beobachters wird im Yoga als außerordentlich wichtig angesehen, denn es hilft uns, mit etwas mehr innerem Abstand auf das zu schauen, was ist. Es geht darum, wahrnehmen zu lernen, ohne zu werten und ohne zu kommentieren. »Es ist so, wie es ist«, sagt der Beobachter und nimmt erst einmal alles so, wie es kommt. Dank dieser Sichtweise gehen wir nicht mehr – wie sonst so oft – in Widerstand zu dem, was uns widerfährt.

Außerdem bewirkt eine innere Haltung, in der wir etwas Abstand nehmen von dem, was gerade in uns oder um uns herum passiert, dass wir weniger gestresst sind. In schwierigen Situationen innezuhalten und uns zu fragen: »Was geht hier vor?«, holt uns raus aus dem Reiz-Reaktions-Schema, in dem wir uns so oft im Stress hochschaukeln.

Einsichten allein ändern noch nichts

Wenn wir über unser Denken, unsere inneren Haltungen und unser Handeln nachdenken, hat jeder von uns ständig irgendwelche Einsichten darüber, was wir an uns gerne verändern würden – freundlicher sein, nicht so schnell aus der Haut fahren, geduldiger sein und vieles mehr. Aber ändern tut sich gar nichts. Eine Einsicht ist zwar schön, für unser Gehirn jedoch nicht viel mehr als ein kurzes Blinken.

Werden Sie Ihr eigener Coach!

Wenn wir wirklich ein paar Weichenstellungen hin zu günstigerem und hilfreicherem Denken und Verhalten einleiten wollen, dann müssen wir uns selbst coachen. Die wichtigste Aufgabe eines Coachs ist es, die Ausrichtung unseres Handelns zu bestimmen, den Impuls für die ersten – machbaren – Schritte zu geben, uns für jeden kleinen Erfolg zu loben und uns unter allen Umständen bei der Stange zu halten. Um sich selbst zu coachen, ist es unabdingbar, die eigenen Ziele möglichst genau formuliert aufzuschreiben, und zwar mit positiven, prägnanten Formulierungen, zum Beispiel: »Ich freue mich darauf, jetzt jeden Morgen Yoga zu üben!«

Und es ist hilfreich, wenn wir uns unserer Ressourcen bewusst werden, zum Beispiel: »Da ich ein sehr zuverlässiger Mensch bin, wird es mir leichtfallen, jeden Morgen auf die Matte zu gehen!« Oder: »Ich habe bisher vieles von dem, was mir wirklich wichtig ist, umgesetzt. Also werde ich auch dieses Mal erfolgreich sein.«

Beim Selbst-Coaching ist es sehr unterstützend, diese Absichtserklärungen und Selbsteinschätzungen mehrmals am Tag zu lesen, um die Motivation aufrechtzuerhalten. Der Coach lässt sich im Übrigen auch nicht so schnell entmutigen, sondern sagt: »Übe einfach weiter. Das wird schon!«

Meditation beruhigt und klärt den Geist

Meditation ist das Herz des Yoga! Alle Yogawege – auch der Hatha-Yoga mit seinen Körperübungen – wollen uns zur Meditation führen, und kein Yogaweg ist vollständig ohne sie. Sie wird als so überragend wichtig angesehen, weil sie langfristig bewirkt, dass unser Geist ruhiger wird – denn nur ein ruhiger Geist kann klar sein.

Man kann sogar sagen: Alles, was wir im Yoga lernen – die Körperhaltungen (Asana), Bewegungsabläufe (Vinyasa), Atemübungen (Pranayama), Visualisationen und das Tönen (Mantra) –, soll in letzter Konsequenz bewirken, dass wir mental ruhiger, ausgeglichener und belastbarer werden.

Das innere Geschwätz stoppen

Wenn wir uns hinsetzen, die Augen schließen und meditieren wollen, wird es im Kopf oft erst einmal richtig laut. Ohne die Ablenkung der Außenreize merken wir plötzlich, was alles in uns arbeitet, was uns beschäftigt und bewegt. Das lässt sich leider nicht auf Befehl abschalten, aber wir können es gewissermaßen abebben lassen, wenn wir all den Gedanken, Plänen, Erinnerungen, Sorgen und Freuden keine Aufmerksamkeit schenken. Der Geist ist unruhig? Okay, schauen wir ihm dabei zu. In aller Ruhe! So wie den Wolken am Himmel.

Wie ein ruhiges, klares Wasser werden

Die Erfahrung zeigt, dass er schon ruhiger wird, wenn wir nur üben, ohne Erwartungen und Druck. Einfach nur üben – unbeirrt und unbeeindruckt davon, wenn die Gedanken wie eine Horde wild gewordener Affen im Kreis rennen! Es gibt bei der Meditation nichts zu erreichen. Sie möchte uns nur helfen, wie ein ruhiges Wasser klar und durchscheinend zu werden. Damit wir erkennen können, was ist. Ohne Worte. Ohne Konzepte. Ohne Wertung.

Der Meditationssitz – stabil und mühelos

Unser Geist findet leichter in die Ruhe, wenn wir während der Meditation stabil und aufrecht sitzen. Die Sitzhaltung soll so bequem sein, dass wir uns unabgelenkt von Knien, Fußgelenken und so weiter unseren inneren Betrachtungen widmen können. Aufrecht soll sie sein, damit wir frei und tief atmen können und möglichst wenig Muskelkraft brauchen, um die Wirbelsäule und den Kopf zu halten. Legen Sie Ihre Hände entspannt an die Knie oder in den Schoß.

Hilfreich für die Aufrichtung ist es, sich eine innere vertikale Achse vorzustellen, die vom Becken bis zum Kopf aufsteigt und Sie von innen heraus hält. Versuchen Sie, immer wieder aufs Neue das Maß der richtigen Anstrengung zu bestimmen und überflüssige Anspannung zu lösen. Es ist unser Atem, der anzeigt, ob diese Balance zwischen Stabilität und Gelöstheit gelingt. Wenn der Atem ruhig und tief fließen kann, ist »alles im Lot«!

Damit wir uns in der Meditation nicht in den luftigen Ebenen des Geistes verirren und »abheben«, ist es sehr wichtig, dass wir uns über die Basis des Körpers immer wieder erden und verwurzeln. Eine solche Erdung hilft auch, den Geist zu beruhigen, wenn er wild umherhüpft.

Nehmen Sie eine Sitzhilfe

Damit Ihre Knie, Ihre Fußgelenke und Ihr Rücken nicht leiden, wenn Sie auf dem Boden sitzen, nutzen Sie ein Sitzkissen oder Meditationsbänkchen. Es gibt davon viele unterschiedliche Ausführungen. Finden Sie heraus, was Sie brauchen und was Ihnen auch längeres Sitzen ermöglicht.

Wenn die Übung vorsieht, dass Sie etwas aufschreiben, setzen Sie sich an einen Tisch. Das ist praktischer als am Boden, und zudem können wir in einer aufrechten Haltung erwiesenermaßen viel besser nachdenken.

Lernen bedarf der Wiederholung

Wussten Sie schon, dass jedes neue Wort, das wir in einer fremden Sprache lernen wollen, mindestens 56-mal wiederholt werden muss, bevor es wirklich Teil unseres Wortschatzes ist?

Neues Denken und Verhalten zu lernen bedarf sogar noch mehr Wiederholungen. Denn unsere alten Muster tragen wir ja schon sehr lange in uns, und sie sind deswegen zu äußerst machtvollen Gewohnheiten geworden. Wenn wir also ein Muster verändern möchten, das wir als ungünstig erkannt haben, brauchen wir viel Geduld und Beharrlichkeit – und ein wirklich tiefes Interesse, uns verändern zu wollen.

In diesem Tischaufsteller werden Sie manche Themen unter verschiedenen Gesichtspunkten dargestellt oder in einem anderen Zusammenhang wiederholt finden, sodass Sie die Möglichkeit haben, sie mehrfach zu bearbeiten, damit Sie diese Themen wirklich integrieren können.

Neues Denken und Verhalten integrieren

Sich neues Denken und Verhalten wirklich zu eigen zu machen, geschieht nur allmählich. Sie werden all das, was Sie erkannt und eingesehen haben, anfangs höchstens umsetzen können, wenn alles im grünen Bereich ist. Je öfter Sie sich aber mit diesen neuen Gedanken beschäftigen, desto mehr gehen sie Ihnen »unter die Haut« und werden ein selbstverständlicher Teil von Ihnen. Bis sie Ihnen eines Tages auch dann zur Verfügung stehen, wenn die Wogen im Leben gerade hochschlagen und Sie richtig Stress haben.

Geduld und Beharrlichkeit lohnen sich, denn wenn die Yogaweisheiten in Ihnen lebendig werden, werden Sie Ihr Leben zunehmend besser meistern können. Aber bedenken Sie: Es ist noch kein Meister vom Himmel gefallen! Betrachten Sie sich einfach als einen Meister, der übt / eine Meisterin, die übt!

Yoga macht glücklich

Die Yogaweisheiten in diesem Tischaufsteller möchten Ihnen einen Weg eröffnen, bewusster, selbstverantwortlicher, zufriedener und damit glücklicher zu leben. Die Weisheit des Yoga und aller anderen Kulturen lehrt uns, dass wir das Glück nur in uns selbst finden können, nämlich in der Art und Weise, wie wir auf das Leben schauen und uns mit ihm arrangieren.

Der Yoga lehrt uns, das anzunehmen, was ist. Mit dieser Akzeptanz können wir unsere inneren Widerstände entkräften, die so viel Energie fressen. Stattdessen können wir uns damit beschäftigen, wie wir am förderlichsten und günstigsten mit einem Problem (= das, was uns zur Lösung vorgelegt wird, siehe Karte 48) umgehen.

Der Yoga lehrt uns, die Qualitäten von Dankbarkeit und Zufriedenheit in uns zu kultivieren, damit wir das anerkennen und wertschätzen können, was uns schon gegeben ist.

Die Lehren des Yoga ermutigen uns, unser Leben zu entschleunigen und uns selbst den Druck zu nehmen, den wir durch unsere hohe Erwartungen und das Gefühl, keine Zeit zu haben, immer wieder selbst erzeugen. Der Yoga ermutigt uns, innezuhalten und Gelassenheit einzuüben.

Auf dem Weg des Yoga können wir authentisch werden. »Erkenne dich selbst und werde zu dem, der du bist« – dieser Leitspruch führt uns zu dem zurück, was wirklich wesentlich ist.

Wenn wir uns mit den Yogaweisheiten beschäftigen, erschaffen wir uns einen »Werkzeugkoffer«, in dem wir Denkansätze, Techniken und Übungen finden, auf die wir zurückgreifen können, wenn es mal wieder eng wird in unserem Alltag. Dadurch werden wir selbstbestimmter und selbstständiger im Umgang mit den Herausforderungen des Lebens und können sie als Wachstumschancen sehen. Das tut gut!

Zu sich kommen

Sich mit allen Sinnen nach innen wenden

Unsere Sinne und all das, was wir den Tag über tun, lenken unsere Aufmerksamkeit unablässig nach außen, manchmal so sehr, dass wir »kaum noch wissen, wo uns der Kopf steht«.

Durch die vielen mentalen Aktivitäten, die sich mit all den Angelegenheiten außerhalb unserer selbst beschäftigen, verlieren wir tatsächlich den Kontakt zu unserem Körper – und oft genug auch zu unserem Herzen und unserer Seele. Wenn wir diese Beziehung nicht immer wiederherstellen, indem wir »zu uns kommen«, werden wir krank.

Die Übung der Schildkröte: Setzen Sie sich aufrecht hin oder kommen Sie in die Yogahaltung des Kindes oder der Schildkröte. Schließen Sie die Augen und ziehen Sie sich ganz bewusst von der Außenwelt zurück. Stellen Sie sich vor, nach und nach auch Ihre anderen Sinne in sich zurückzuziehen, so wie eine Schildkröte ihre Glieder und ihren Kopf einzieht. Verweilen Sie wie eine Schildkröte eine kleine Weile ganz in sich zurückgezogen.

Lassen Sie Ihre Sinne sich ganz entspannt nach innen öffnen. Lauschen Sie in sich hinein, schauen Sie in sich, spüren Sie in sich hinein, riechen und schmecken Sie in sich. Erfahren Sie sich in möglichst jeder Zelle Ihres Körpers.

Stellen Sie sich vor, wie jede Zelle in einem ruhigen, regelmäßigen Rhythmus atmet, und schwingen Sie sich auf diesen Rhythmus ein. Verweilen Sie so einige Minuten. Dann öffnen Sie die Augen und kehren gestärkt zurück in Ihren Tag.

Finden Sie täglich – am besten mehrfach – eine Möglichkeit, auf diese Weise kurz innezuhalten. Das Nach-innen-Spüren führt Sie immer wieder zu sich zurück, und zwar im Hier und Jetzt.

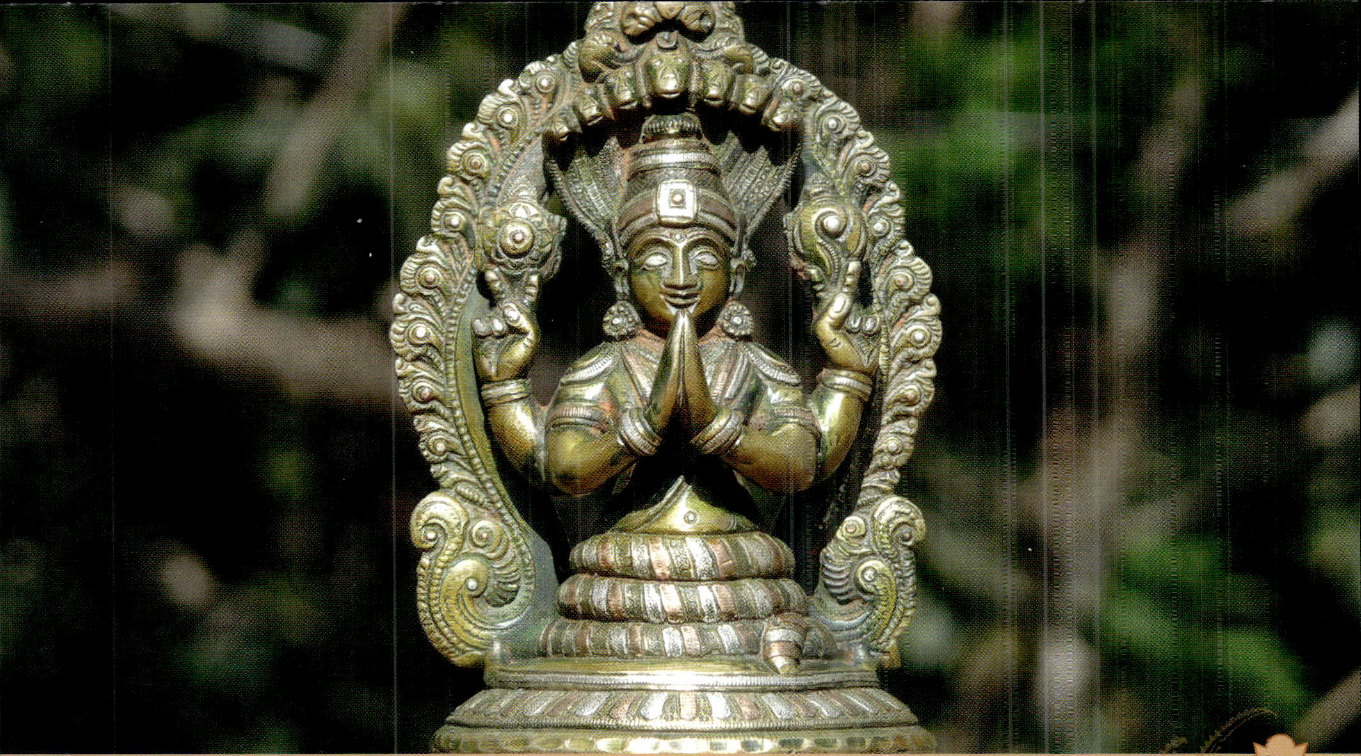

Wohin kommt man durch Yoga?

*Man hat sich von sich selbst entfernt, und Yoga bringt einen **zurück zu sich selbst.** Das ist alles.*

DESIKACHAR

Einkehr halten

In sich selbst ankommen

Wenn unsere Aufmerksamkeit und Achtsamkeit durch die vielen Ereignisse des Alltags gebunden ist, bekommen wir oft gar nicht mehr mit, wie wir uns fühlen und wie wir mit uns umgehen.

Müssen wir uns zum Beispiel in der Arbeit einem fremden Rhythmus unterwerfen, verlieren wir das Gefühl für unseren eigenen Rhythmus. Müssen wir ständig den Ansichten und Haltungen unseres Arbeitsumfelds folgen, werden sie irgendwann unser eigenes Denken überdecken. Wenn wir so den Kontakt mit uns verlieren, fühlen wir gar nicht mehr, in welchem Maße wir selbst die Verursacher unseres Wohlbefindens oder Unbehagens sind.

Achtsame Rückblende: Kommen Sie in eine bequeme Körperhaltung. Schließen Sie die Augen und ziehen Sie sich mit allen Sinnen in sich zurück. Legen Sie die Hände auf Ihren Bauch und atmen Sie ganz ruhig und tief hinein. Beobachten Sie, wie Ihnen das hilft, sich wieder zu sammeln und zu sich zu kommen.

Lassen Sie in aller Ruhe den Tag in Ihrem Geist vorbeiziehen. Nehmen Sie sich Zeit, in alle Situationen, die Ihnen bemerkenswert erschienen, noch einmal hineinzuspüren. Wie ging es Ihnen? Was war angenehm und förderlich? Wann haben Sie sich unwohl gefühlt?

Wie haben Ihr Körper und Ihr Atem auf die Ereignisse reagiert. Wann wurde es Ihnen »leicht ums Herz«? Was hat Sie beschwingt? Was hat Ihnen ein Aufatmen geschenkt? Was hat Sie belastet?

Nehmen Sie sich nach Möglichkeit jeden Abend fünf Minuten Zeit für diese Achtsamkeitsübung, um wieder zu spüren, was anliegt, was in Ihnen vorgeht, und um eventuelle Kurskorrekturen in Ihrem Leben vorzunehmen.

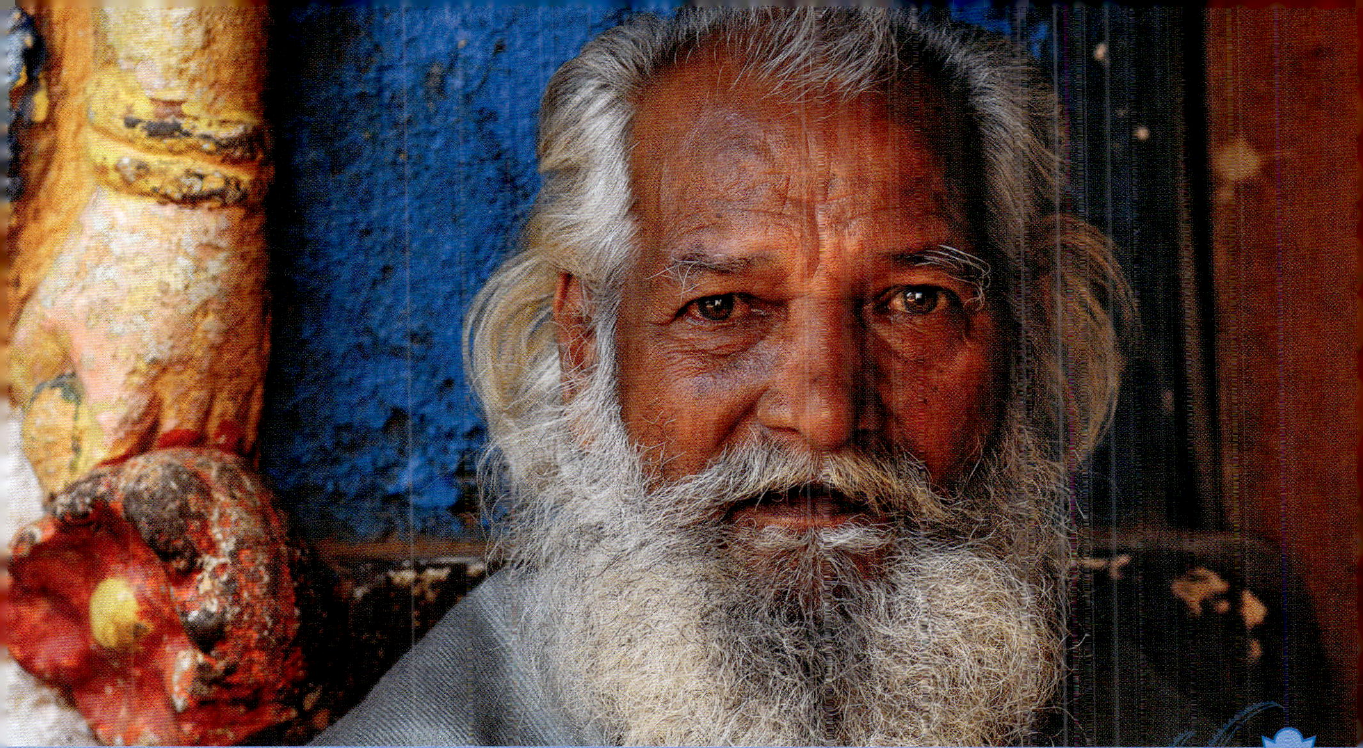

Je größer meine Lebenserfahrung,
desto deutlicher wird mir, dass der Mensch selbst
die Ursache seines Glücks und Unglücks ist.

MAHATMA GANDHI

Sich immer wieder neu erfinden

Mit sich selbst leben lernen

Obwohl es doch eine so offensichtliche Tatsache ist: Wir machen uns selten bewusst, dass wir den ganzen Tag mit uns leben und uns im Angenehmen wie im Unangenehmen aushalten müssen. Diese Beziehung zu uns selbst ist aber zugleich auch die einzige, die wir in jeder Hinsicht aktiv gestalten können. Und wir können uns selbst immer wieder neu erfinden, uns ändern und unsere Persönlichkeit neu erschaffen. Dabei geht es nicht darum, zu jemandem zu werden, der wir nicht sind, sondern zu fördern, was in uns angelegt ist.

Mit wem möchten Sie leben? Nehmen Sie sich ein wenig Zeit und fragen Sie sich: Mit wem möchte ich leben? Neben wem möchte ich jeden Morgen aufwachen? Welchen Menschen möchte ich gerne Jahr um Jahr, Tag für Tag durch sein Leben begleiten?

Wenn Sie feststellen, dass Sie gerne einen freundlichen, heiteren Menschen begleiten würden, dann geben Sie Ihrem freundlichen, heiteren Wesen mehr Raum. Wenn Sie feststellen, dass Sie gerne neben jemandem aufwachen möchten, der optimistisch gestimmt und zuversichtlich in den Tag schaut, dann richten Sie jeden Morgen Ihren Geist an positiven, zuversichtlichen Gedanken aus. Wenn Sie gerne mit jemandem zusammen sein wollen, der sportlich und schlank ist, dann laden Sie sich ein, zum Sport zu gehen und abzunehmen, um sich selbst eine Freude zu machen.

Werden Sie sich bewusst, dass Sie sich selbst ein Leben lang immer wieder verändern und Ihren Wünschen anpassen können. Das wird Ihnen helfen, zu dem Menschen zu werden, mit dem Sie wirklich gerne Ihr ganzes Leben verbringen möchten.

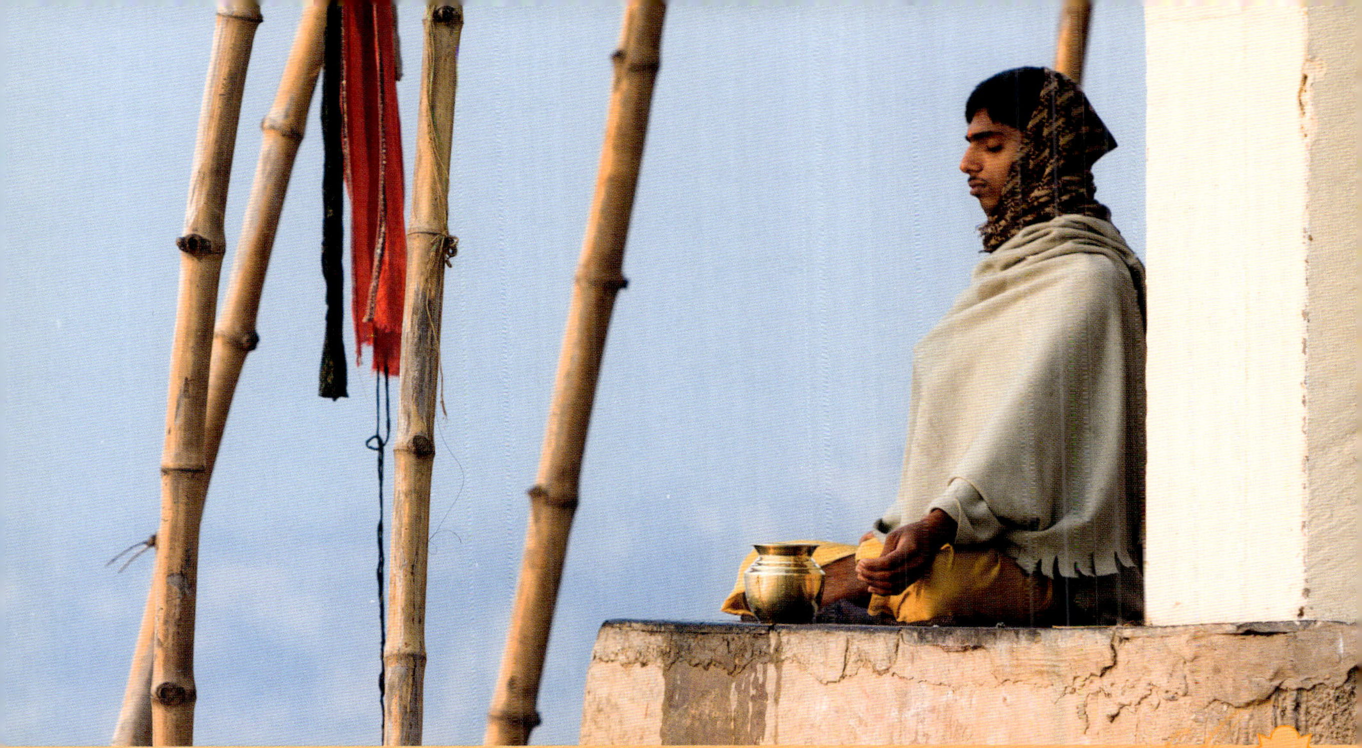

Was du suchst, ist in dir!
Du siehst es nur nicht und klopfst wie ein Bettler an fremde Türen.

ERNST SCHÖNWIESE

Selbstrespekt und Selbstliebe

Sich selbst annehmen lernen

Auch wenn wir uns immer wieder neu erfinden können, bleiben doch einige unserer Wesensmerkmale unveränderlich. Sie sind uns als unser Naturell oder durch die Gene mitgegeben. Gerade diese Eigenschaften machen uns so einzigartig und unverwechselbar, egal ob wir sie mögen oder nicht.

Der liebende Blick: Stellen Sie sich vor einen Spiegel und machen Sie sich bewusst, was Sie an Ihrem Körper alles mögen und schön finden. Schauen Sie sich dann auch all das an, was Sie an sich nicht so mögen. Betrachten Sie sich selbst mit Wohlwollen und Sympathie, also so, wie Sie auf jemanden schauen würden, den Sie sehr gern haben, den Sie respektieren und lieben.

Beobachten Sie, welche Ihrer Verhaltensmuster Ihr Leben bestimmen. Machen Sie sich bewusst, wie Sie sich immer wieder bemühen, Ihr Bestes zu geben, und schenken Sie sich dafür aus tiefem Herzen Wertschätzung und Selbstrespekt. Würdigen Sie all Ihr Wissen, Ihren Mut, Ihre Klugheit und Ihre Lebenserfahrung. Denn das sind Ihre wahren Schätze.

Werden Sie sich bewusst, dass in Ihnen eine Kraft lebt, die wachsen und sich entfalten möchte. Sie können diese Kraft unterstützen, wenn Sie auf sich schauen wie auf eine Pflanze, die erblüht und dann reiche Früchte trägt. Spüren Sie, wie eine solche Sichtweise auf sich selbst Sie aufatmen und Ihr Selbstvertrauen wachsen lässt.

Ihr »liebender Blick« und die wertschätzende Wahrnehmung Ihrer selbst wird das Bild, das Sie von sich selbst haben, positiv verändern. Dadurch werden Sie Ihren Geist entspannen, mehr sich selbst vertrauen und mehr Sie selbst sein können.

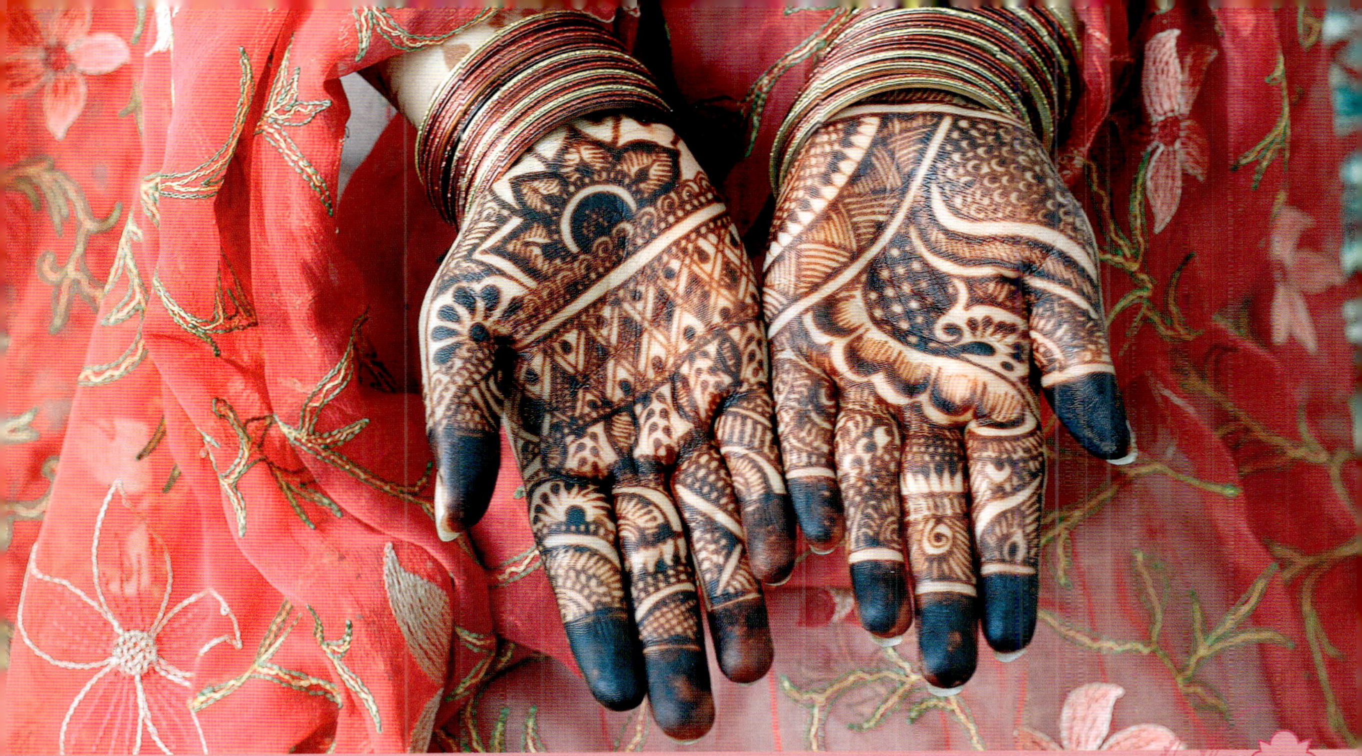

Das Wichtigste, was ich einem Menschen beibringen kann,
um ihm zu helfen, sein Selbstwertgefühl *zu stärken,*
ist ***Maitri*** *– die Herzensgüte.*

URSULA LYON

Der Atem führt in die Ruhe

Im Atemrhythmus Vertrauen finden

Vom ersten bis zum letzten Atemzug erhält uns unser Atem am Leben. Obwohl er so unverzichtbar ist, atmen wir meistens unbewusst. Fast immer kommt und geht er, ohne dass wir etwas dazutun müssen. Denn das Leben schenkt uns unseren Atem, der uns mit Sauerstoff versorgt, tief im Inneren der Zellen alle unsere Stoffwechselprozesse in Gang hält – und uns in die Ruhe führt.

Atemübung für den Alltag: Finden Sie täglich zumindest einen Moment, um innezuhalten und sich Ihrer Atmung bewusst zu werden. Ob im Sitzen, Stehen oder ruhigen Gehen: Seien Sie mit Ihrem Atem. Er kommt und geht, egal ob Sie sich darum kümmern oder nicht. Ganz zuverlässig, ganz beständig und unter allen Umständen. Verbinden Sie sich mit diesem beständigen und verlässlichen Kommen und Gehen. Es ist das Leben selbst, das sich immer darum kümmert, dass Sie atmen. Jederzeit und unter allen Umständen.

Spüren Sie, wie jeder Einatem, der in Sie einströmt, Sie bis in die letzte Zelle mit dem versorgt, was Sie brauchen. Spüren Sie, wie jeder Ausatem, der hinausströmt, das mit sich nimmt, was Sie nicht mehr brauchen.

Spüren Sie, mit welch großer Zuverlässigkeit jeder Einatem Sie nährt – und jeder Ausatem Sie entlastet und reinigt. Ohne Ihr Zutun, jede Minute Ihres Lebens.

Nehmen Sie dieses Gefühl des Vertrauens in das Leben mit in Ihren Alltag, wenn Sie diese Übung nach einigen Minuten beendet haben.

Zu atmen heißt, teilzuhaben am Rhythmus des Lebens. Atmen ist Leben. Erfahren Sie Ihren Atem, dann erfahren Sie das Leben.

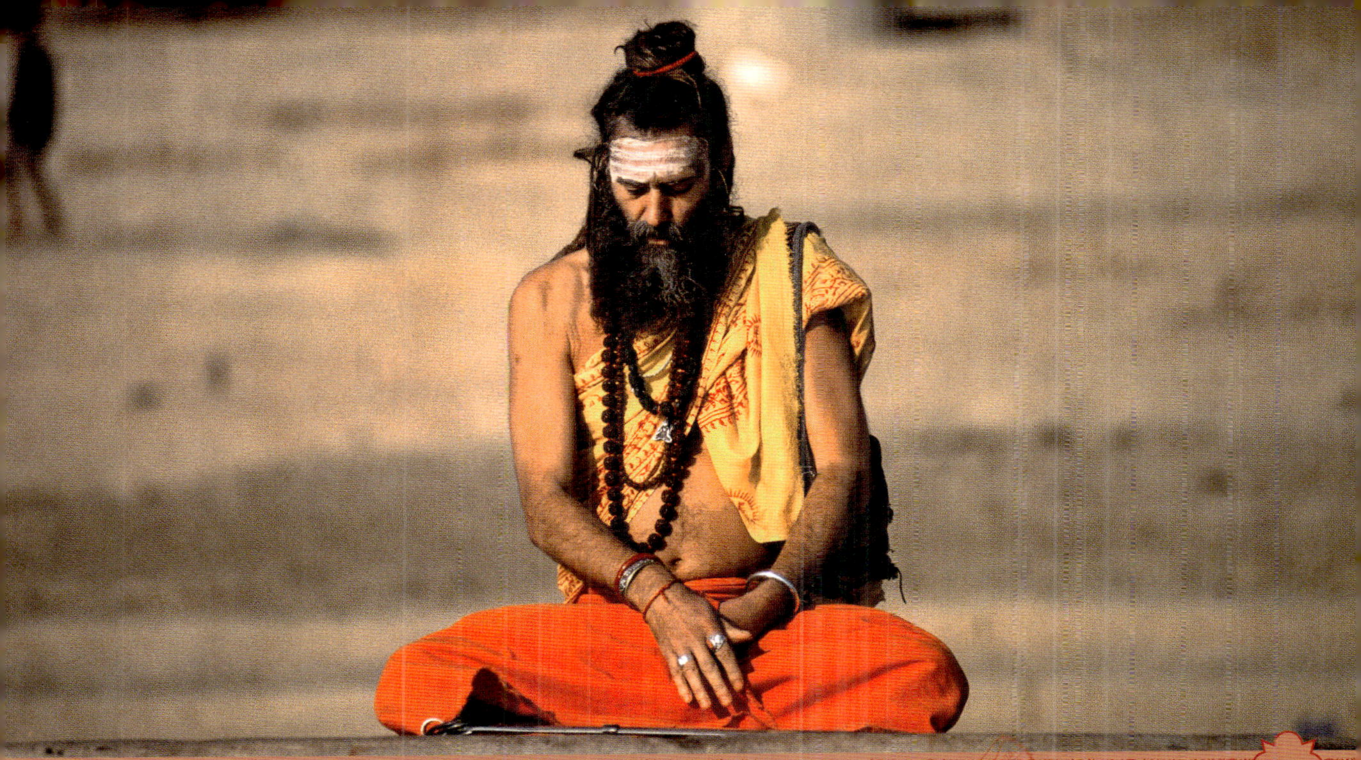

Atem ist direkte Teilhabe
an der nährenden Kraft des Lebens.

MARK WHITWELL

Das rechte Maß beim Tun

Den Atem beim Üben und im Alltag beobachten

Die Körperübungen des Yoga helfen uns zu erfahren, wie wir im Alltag mit unserem Körper umgehen. Wenn wir auf der Matte sind, können wir achtsam üben und lernen, wann wir uns zu sehr anstrengen oder aber nicht genug bemühen.

Machen wir zu viel, ist unser Atem angespannt, machen wir zu wenig, ist er flach. Und unser Atem wird uns auch sagen, wann wir die richtige Balance zwischen beidem gefunden haben. Dann fließt er frei und in kraftvoller Gelöstheit.

Den Atem beim Üben beobachten: Wenn Sie Yogaübungen machen, dann achten Sie auf Ihren Atem. Nehmen Sie wahr, wie er sich ganz fein und genau an den Grad Ihrer Anstrengung anpasst. Im Gewahrsam Ihrer Körperspannung und Ihres Atems können Sie Ihre Verhaltensmuster kennenlernen. Und Sie werden herausfinden, dass Sie immer dann, wenn Sie die richtige Balance zwischen Anstrengung und Gelöstheit finden, im Geist ruhig, gesammelt und klar werden.

Nehmen Sie diese Erfahrungen mit in Ihren Alltag. Beobachten Sie sich bei dem, was Sie tun: beim Zähneputzen, Essenkochen, Bettenmachen, Putzen, am Computer, beim Einkaufen. Bleiben Sie bei Ihrem Atem und beobachten Sie immer wieder seine feinen Anpassungen an den Grad Ihrer Anspannung. Achten Sie besonders darauf, wann Ihr Atem ganz flach wird oder stockt. Oft reicht dann ein bewusstes tiefes Durchatmen, um ihn wieder freier fließen zu lassen.

Finden Sie Ihr richtiges Maß im Handeln. Sie werden merken, dass Sie entspannter und kraftvoller sind und dass Sie mehr Freude sowohl an Ihrer Asana-Praxis als auch an den vielen täglichen Handlungen haben.

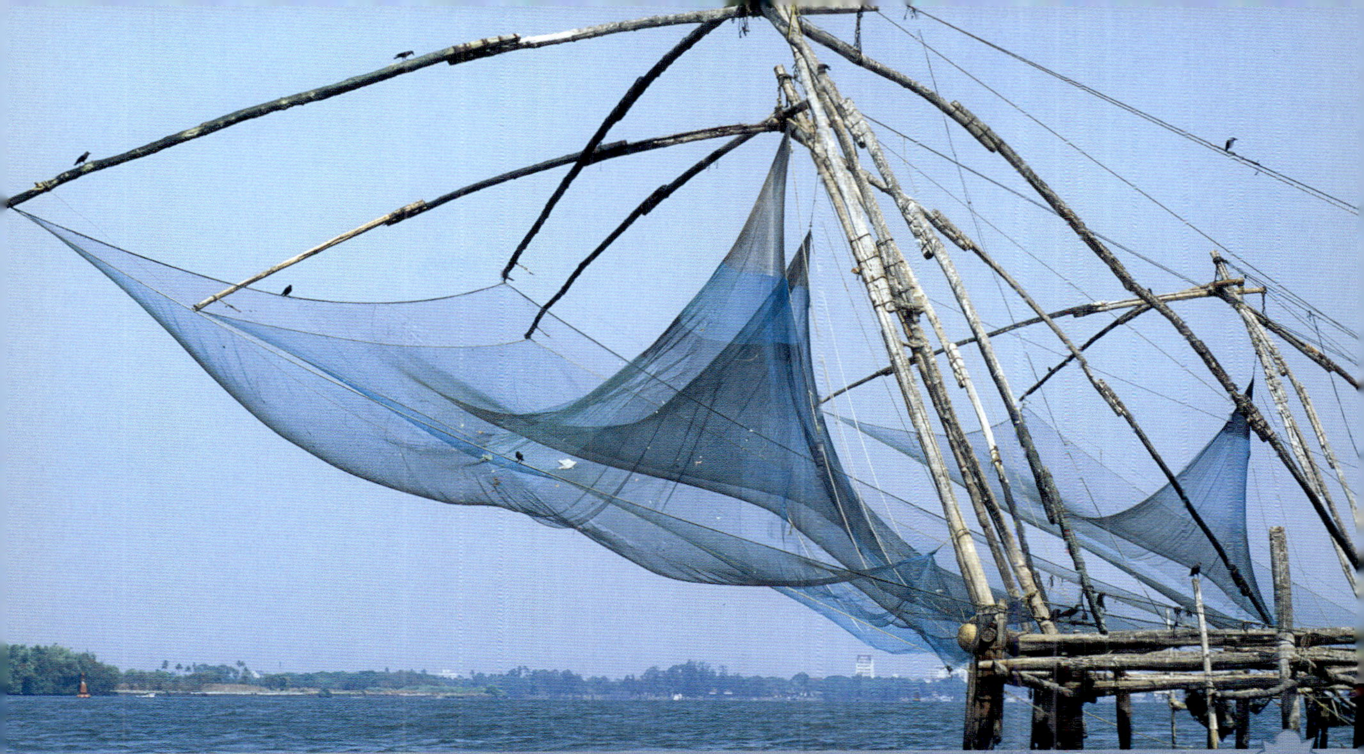

Die Körperübung im Yoga ist gekennzeichnet durch **Stabilität und Leichtigkeit.** *Finde dafür eine passende Anstrengung und löse überflüssige Anspannung. Dann fließt dein Atem.* YOGA-SUTRA 2.46–47

Innere Bilder, die guttun

Erschaffen Sie sich hilfreiche Vorstellungen

Ein Großteil unserer inneren Bilder, unserer Vorstellungen und Glaubenssätze wird uns von unseren Eltern und der Gesellschaft »eingepflanzt«. Sie bestimmen unbewusst unsere inneren Einstellungen, zum Beispiel, ob wir dazu neigen, etwas eher als positiv oder negativ zu bewerten.

Beobachten Sie im Alltag, welchen inneren Bildern und Glaubenssätzen Sie Macht über Ihr Denken, Fühlen und Handeln geben. Das werden Sie vor allem dann wahrnehmen, wenn irgendetwas Sie irritiert oder blockiert. Oder wenn Ihre Stimmung umschlägt und Sie nervös, ärgerlich oder traurig werden.

Erkennen Sie die Gedanken, Vorstellungen und Glaubenssätze, die Sie beunruhigen, betrüben, die Sie einengen und Ihren Atem flach und stockend werden lassen, zum Beispiel: »Ich muss immer alles allein machen!« Oder: »Ich schaffe das ja sowieso nicht.«

Suchen Sie bewusst andere Bilder und Sätze, die Sie darin unterstützen, wieder ruhig und zuversichtlich zu werden – zum Beispiel: »Ich mache das jetzt allein, weil ich es besonders gut kann!« Oder: »Ich mache, was ich machen kann. Eines nach dem anderen.« Oder: »Ich bin stark und mutig genug, um nach Hife zu fragen und sie dann auch anzunehmen.« Stellen Sie sich vor, wie die neuen Vorstellungen die alten Glaubenssätze mehr und mehr verdecken.

Jedes innere Bild und jede Vorstellung wird von Ihrem Gehirn für wahr genommen, denn es kann nicht unterscheiden zwischen dem, was es sich vorstellt, und dem, was ein Faktum ist. Wählen Sie deshalb die inneren Bilder, die Ihnen rundum guttun!

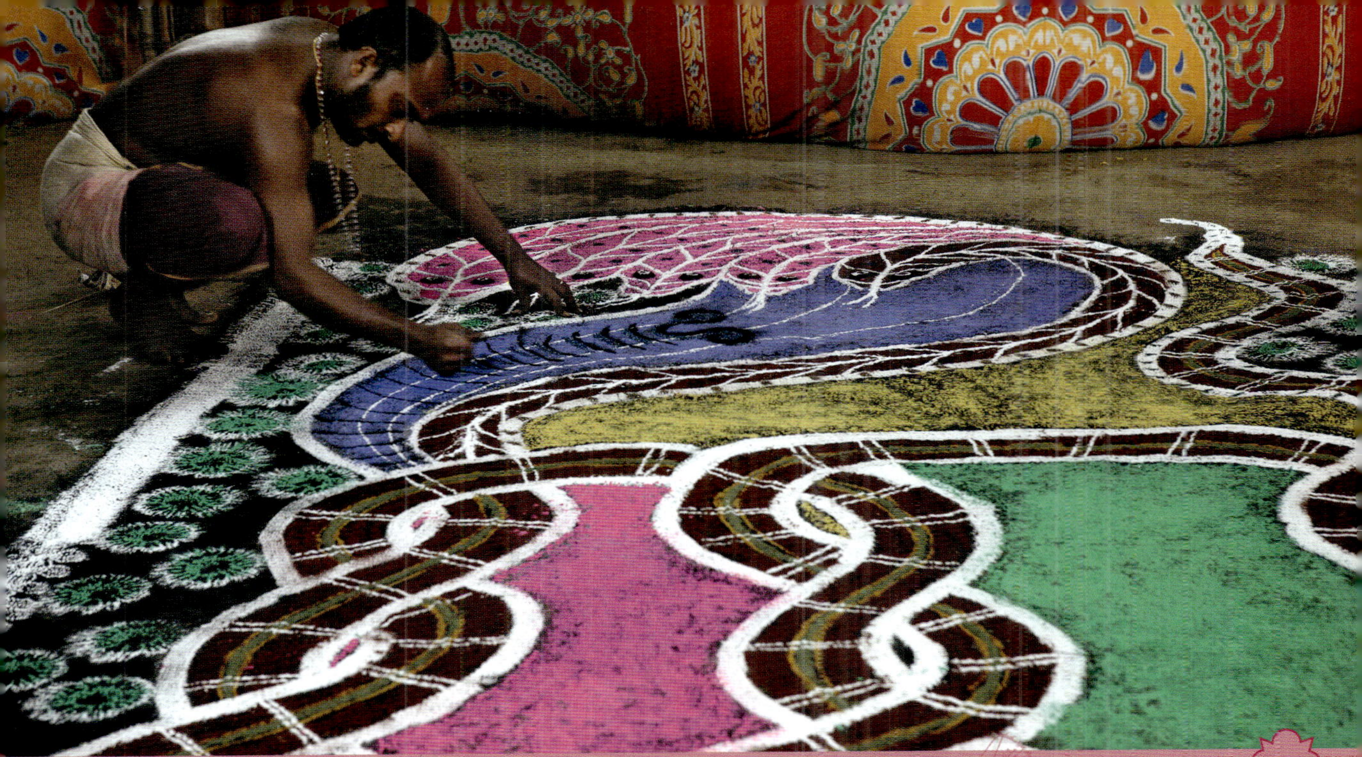

Es sind unsere inneren Bilder,

die unser Denken, Fühlen und Handeln bestimmen. GERALD HÜTHER

Achtsamkeit im Alltag

Meditation heißt, wahrzunehmen, was ist

Meditation im Yoga ist nichts Besonderes, sondern von jeher vor allem die bewusste und achtsame Wahrnehmung dessen, was uns umgibt und was unser Leben ausmacht – wie unser Körper, unser Atem, der Boden, der uns trägt, und so weiter.

Deshalb bedarf es auch keiner besonderen Umstände, um diese Form der Meditation auszuüben. Wann immer wir in einen Zustand achtsamen Gewahrsams gehen, sind wir bereits in dieser Meditation unseres Da-Seins.

Bewusst durch den Tag: Entfalten Sie Dankbarkeit in Ihrem Alltag. Seien Sie dessen gewahr, wie Sie am Morgen wach werden. Begrüßen Sie Ihr Leben und begrüßen Sie den neuen Tag. Spüren Sie, wie der Atem Sie nährt und entlastet – wie Sie »geatmet werden«. Spüren Sie Ihren Körper mit seinen vielfältigen wundervollen Funktionen. Spüren Sie hin zu Ihren Sinnen, die Sie gleichermaßen die Außenwelt wie Ihre Innenwelt erfahren lassen.

Schmecken Sie achtsam die Speisen; machen Sie sich bewusst, wie diese Sie nähren. Spüren Sie Ihre Kleidung und Ihre Schuhe; nehmen Sie wahr, wie Ihre Kleidung Sie schützt.

Sehen Sie die Menschen, die Sie umgeben; werden Sie sich dessen bewusst, wie viele dieser Menschen regelmäßig für Sie da sind – in Ihrer Familie, als Postbote oder Busfahrer – und wie sie Ihr Leben erleichtern.

Wenn Sie bewusst und achtsam durch Ihr Leben gehen – wenn Sie gewissermaßen Ihr Leben als Meditationsobjekt nehmen –, werden Sie merken, wie reich Sie sind. Sie werden spüren, womit Sie das Leben täglich aufs Neue beschenkt. Das lässt Ihren Geist ruhig werden und hilft Ihnen, sich weniger zu sorgen.

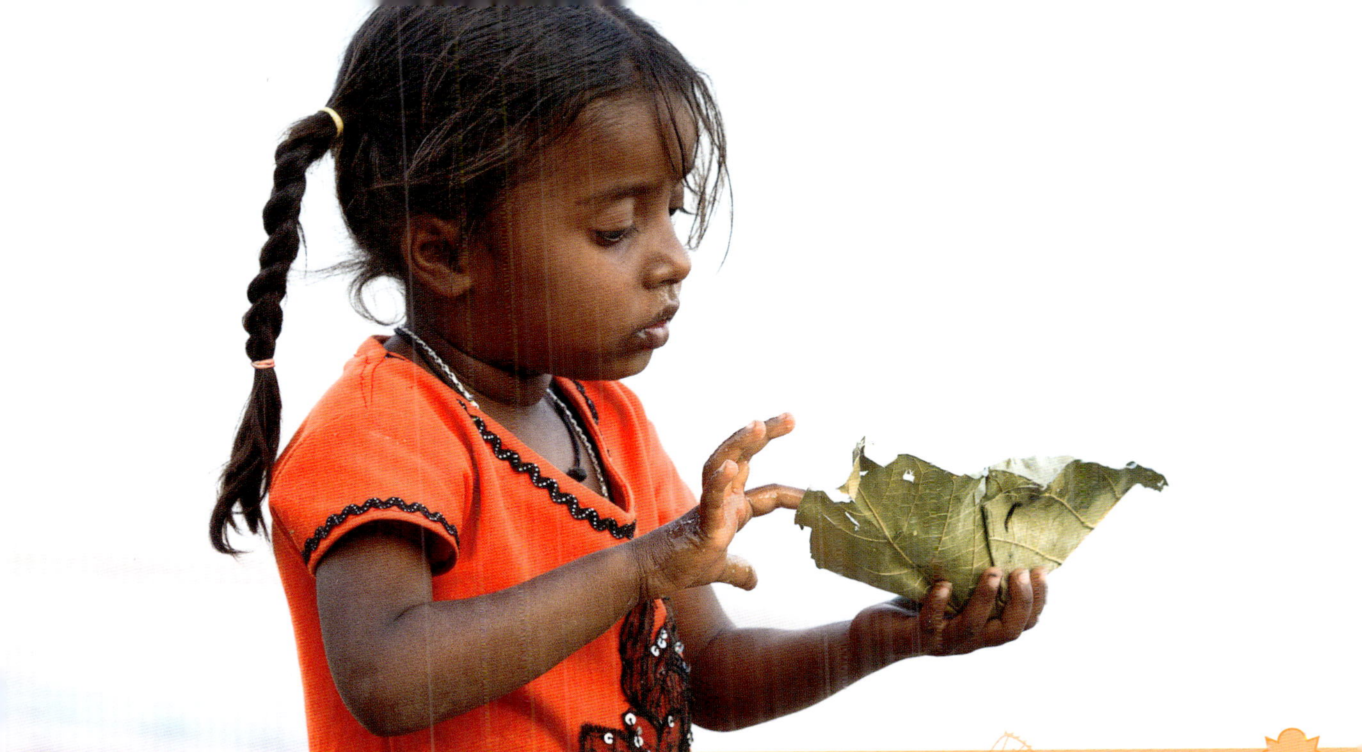

Der Yoga ist das **bewusste Wahrnehmen** dessen,
was schon da ist. GERARD BLITZ

Unseren Wesenskern entdecken

... der sich durch nichts aus der Ruhe bringen lässt

Unser Geist ist ständig beschäftigt, hetzt hin und her, umgetrieben von Sorgen, Bewertungen, Erwartungen ... Doch es gibt etwas in uns, das sich nicht mit den Geschehnissen des Lebens verbindet. Es ist alterslos, denn es hat kein Gefühl für Alter. Es ist formlos, denn es ist ganz klein und füllt uns doch ganz aus. Es interessiert sich nicht dafür, wer oder was wir sind. Es ist durch nichts zu verletzen, denn es hat keinerlei Angriffsflächen. Das ist unser innerstes Wesen.

Meditation zum Wesenskern: Setzen oder legen Sie sich bequem hin (Seite 7), und schließen Sie die Augen. Führen Sie einige Male ganz bewusst Ihre Hände von außen dorthin, wo Sie Ihre Mitte erfahren. Lassen Sie dann die Hände dort liegen.

Tauchen Sie mit Ihrer Wahrnehmung ganz in sich hinein. Finden Sie das in sich, was unberührt von allen Freuden und Sorgen ganz tief in Ihnen ruht. Es ist das, was sowohl Kind als auch uralt ist. Es ist das Bewusstsein, das Sie von innen ausfüllt, ohne je Form anzunehmen. Es ist die Kraft in Ihnen, mit der Sie jeden Kummer überwinden können. Es ist das in Ihnen, was immer heil bleibt.

Verbinden Sie sich mit dieser Empfindung. Wenn Sie unsicher sind, ob Sie Ihr innerstes Wesen spüren können, stellen Sie es sich einfach vor.

Verweilen Sie so, ganz in Ihrer Mitte ruhend. Um die Übung zu verlassen, vertiefen Sie die Atmung. Nehmen Sie die Empfindung Ihres durch nichts zu erschütternden Wesenskerns mit in Ihren Alltag.

Verbinden Sie sich immer wieder mit dieser ruhigen, stabilen Kraft. Sie wird Ihnen helfen, allmählich zu einem unerschütterlichen »Fels in der Brandung« zu werden.

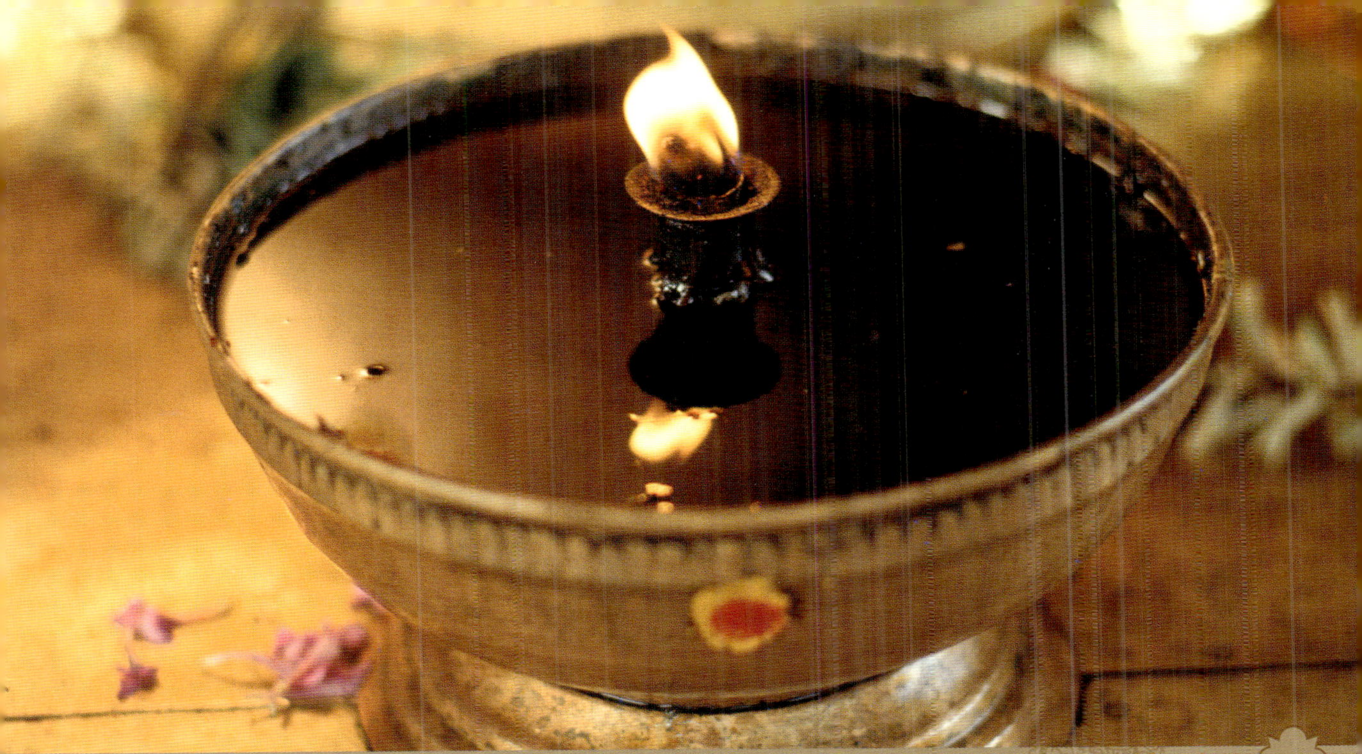

Wer sich der Meditation über seinen Wesenskern widmet,
bei dem wird auch bei Wind die Flamme seines Geistes
so **ruhig** *sein, als wäre es windstill.* BHAVADGITA VI,19

Von der Zerstreutheit zur Sammlung

Was lenkt mich im Alltag ab?

Oft sind es Sinneseindrücke, die eine klare Ausrichtung des Geistes beeinträchtigen. Nehmen Sie sich in nächster Zeit immer wieder einmal vor zu beobachten, welcher Ihrer Sinne am ehesten Ihre Konzentration durchbricht. Sind Sie ein visueller Mensch, und alles, was Sie sehen, lenkt Sie ab? Oder ist es eher das Hören oder das Spüren?

Gehen Sie durch Ihren Tag wie gewohnt. Machen Sie sich bewusst, wie Sie arbeiten und wie Sie die Angelegenheiten Ihres täglichen Lebens erledigen. Sind Sie dabei fokussiert und nur auf das ausgerichtet, was Sie tun? Oder schweift Ihr Geist immer wieder ab?

Was lenkt Ihre Aufmerksamkeit ab und zerstreut damit die Kraft Ihrer Sammlung und Konzentration? Beobachten Sie, wie solche Ablenkungen verhindern, dass Sie sich tiefer gehend auf etwas einlassen und wirklich ganz einer Sache widmen können. Gewöhnen Sie sich deshalb an, sich immer mal wieder bewusst zu sagen, was Sie gerade tun, zum Beispiel: »Ich stehe jetzt mit beiden Beinen ruhig und gelassen in einer Schlange.« Oder: »Ich räume jetzt auf.« Diese Achtsamkeitsübung sammelt Ihre Sinne und Ihre Gedanken und führt Sie schnell zurück ins Hier und Jetzt.

Achten Sie auch darauf, wie Sie stehen oder sitzen, auf Ihre Körperspannung und Ihren Atem. Das wird Ihnen ebenfalls helfen, zu sich zu kommen und Ihre Energie zu bündeln.

Ihr Geist und Ihre Sinne werden schnell merken, dass sie nun beaufsichtigt und gelenkt werden und nicht mehr ständig ihre eigenen Wege gehen dürfen. Dadurch werden Sie sich besser und schneller sammeln können und mehr Energie zur Verfügung haben.

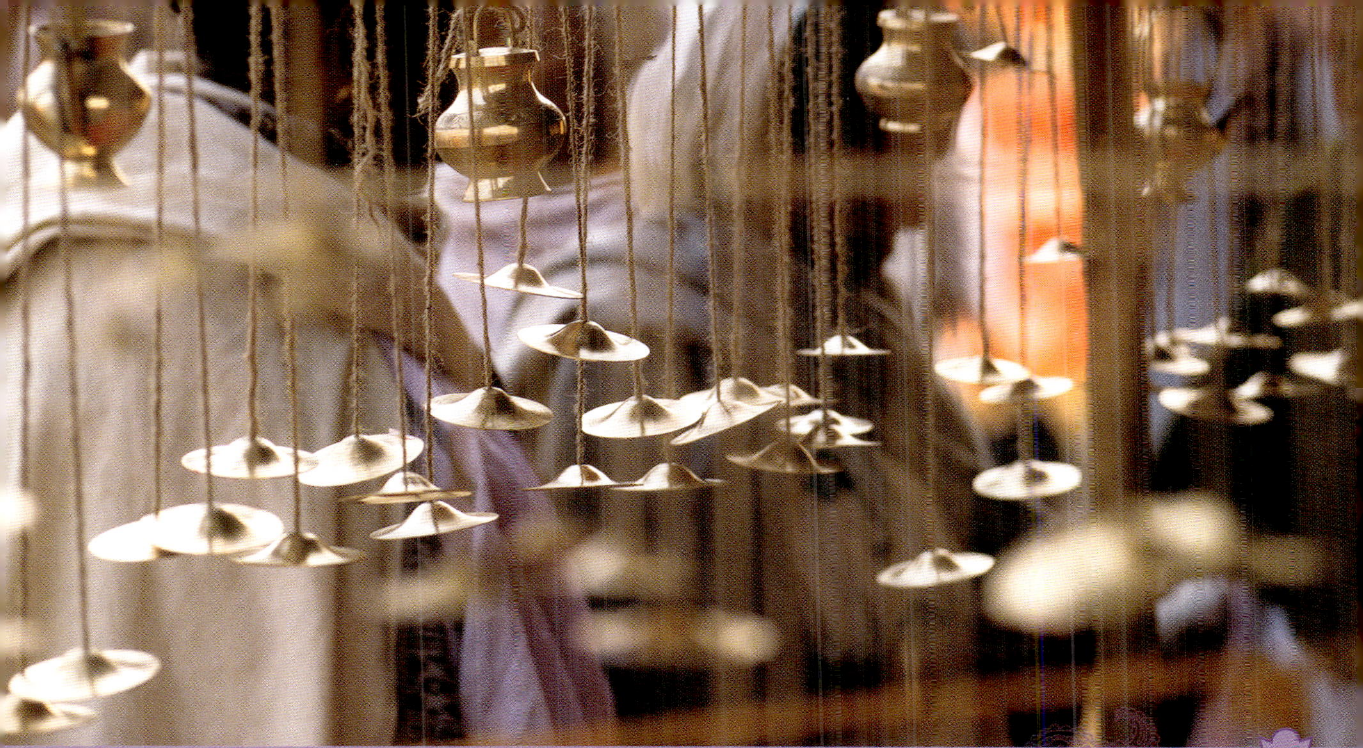

Indem wir untersuchen, welche Rolle die Sinne in unserem Leben spielen, können wir Stabilität und Ausrichtung *in unserem Geist erlangen.* YOGA-SUTRA 1.35

Innehalten

»Was geht hier vor?«

Jeder Mensch fühlt sich von etwas anderem gestört. Das, was uns stört, ist etwas, das in unserem Inneren Widerstand und Anspannung erzeugt. Oft bekommen wir jedoch gar nicht mit, was sich da in uns zusammenbraut, sondern erleben nur unsere Reaktionen und Stimmungswandel.

Wenn Sie merken, dass Ihre Stimmung gerade kippt, nehmen Sie sich einen Moment Zeit, um sich zu fragen: »Was geht hier vor?« Machen Sie sich klar, was Sie reizt, was Sie stört oder irritiert. Dieses Innehalten beiwirkt, dass Sie etwas Abstand zur Situation gewinnen. Dadurch hilft es Ihrem Geist, sich nicht weiter in seine Probleme zu verwickeln.

Nehmen Sie sich die Zeit, über das nachzudenken, was in Ihnen vorgeht. Werden Sie sich Ihrer inneren Muster und Einstellungen bewusst, die gerade in Aktion getreten sind. Dieses Nachdenken und In-sich-hinein-Spüren bewirkt, dass Sie die inneren Mechanismen erkennen können. Das hilft, wieder klarer und ruhiger zu denken. So werden Sie zum Beobachter.

Die innere Position des Beobachters erlaubt Ihnen, sich nicht immer gleich mit allem zu identifizieren, was Sie als Stimmungen, Gefühle, Gedanken in sich wahrnehmen. Vielmehr werden Sie zunehmend wählen können, ob Sie sich mit diesem Gefühl oder diesen Gedanken jetzt beschäftigen wollen. Sie werden entscheiden können, ob das jetzt günstig für Sie – und Ihre Umgebung – ist.

Das Innehalten gibt Ihnen Freiheit und Kontrolle über die Launen Ihres Geistes. Dadurch werden Sie gelassener und klarer in Ihrem Denken und Ihrem Handeln werden. Das wird in vielen Situationen sehr hilfreich für Sie sein.

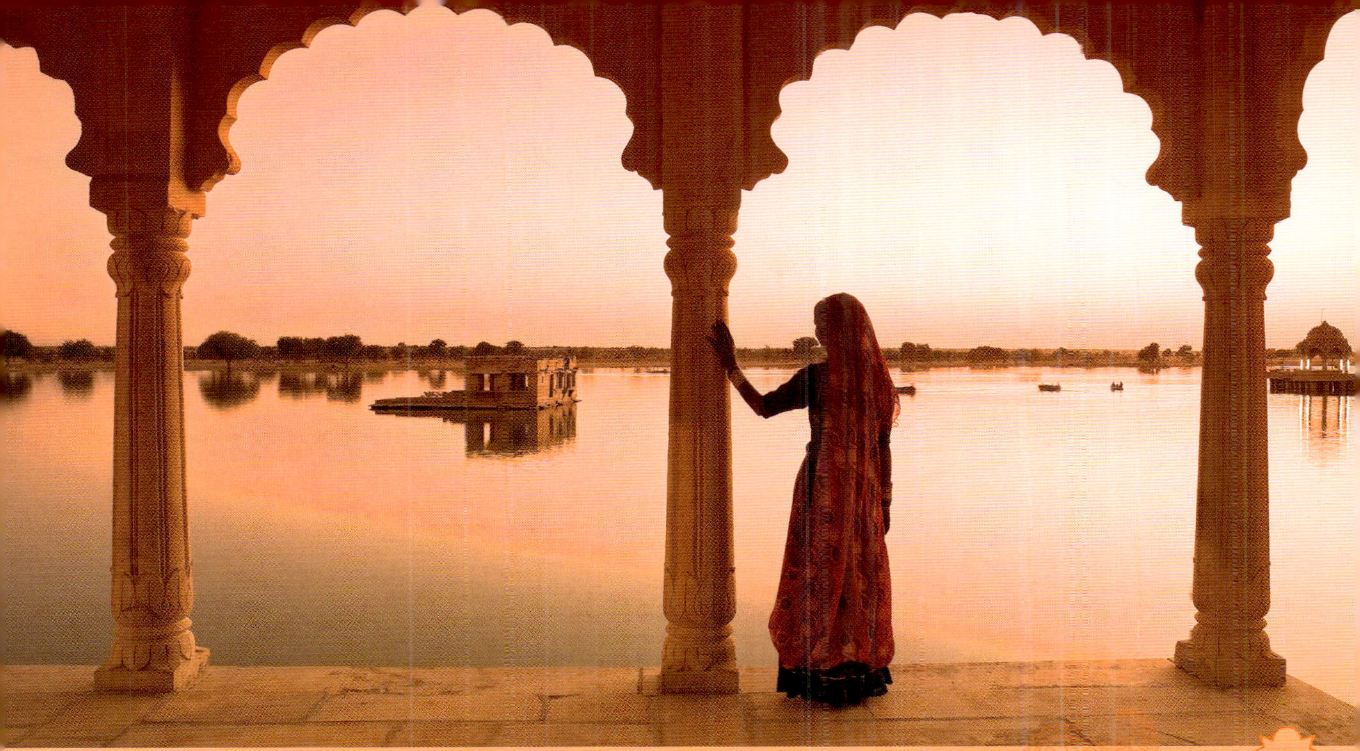

In dem Augenblick, in dem das Wirken störender Kräfte

in uns spürbar wird, sollten wir eine Möglichkeit finden,

innezuhalten und nachzudenken. YOGA-SUTRA 2.11

Herausforderungen in Ruhe begegnen

Wie der Atem den Geist beeinflusst

Wenn wir Probleme haben, wird unser Geist unruhig und instabil. Der Atem zeigt dann an, dass irgendetwas nicht stimmt. Je mehr ein Problem uns bedrängt und je angespannter wir innerlich sind, desto enger und flacher wird der Atem. Manchmal stockt er sogar ganz.

Summend den Ausatem vertiefen: Setzen Sie sich entspannt hin (Seite 7). Atmen Sie mehrmals tief aus und ein, und seufzen Sie dabei hörbar. Räkeln und dehnen Sie sich genüsslich. Legen Sie nun die Hände auf Unterbauch und Herzraum, und verbinden Sie sich mit Ihrer ruhigen, tiefen Atmung.

Beginnen Sie dann, bei jedem Ausatmen zu summen – so intensiv, wie es Ihnen guttut. Fahren Sie eine Weile fort, so zu atmen.

Um die Übung zu beenden, atmen Sie noch einige Male lautlos tief ein und aus. Beobachten Sie anschließend, wie das Summen und Atmen Ihren Geist beruhigt hat.

Achten Sie auch im Alltag auf Ihren Atem – vor allem, wenn Sie sich nervös, angespannt oder bedrückt fühlen. Schaffen Sie sich Raum, um tief und hörbar aufatmen und seufzen zu können. Das entlastet und entspannt den Geist schnell und effektiv, denn beides wirkt direkt aufs Nervensystem. Auch Räkeln, Dehnen und Summen betonen und verlängern die Ausatmung. Das Summen erzeugt eine Schwingung, die den Geist zusätzlich beruhigt.

Aktivieren Sie immer mal wieder Ihren Atem durch Bewegungen oder wohliges Dehnen, damit er fließen kann. So können Sie über den Ausatem all das abgeben und loslassen, was Sie belastet und anspannt. Ihr Einatem dagegen wird Ihnen Kraft und Zuversicht schenken, sodass Sie Herausforderungen in Ruhe begegnen können.

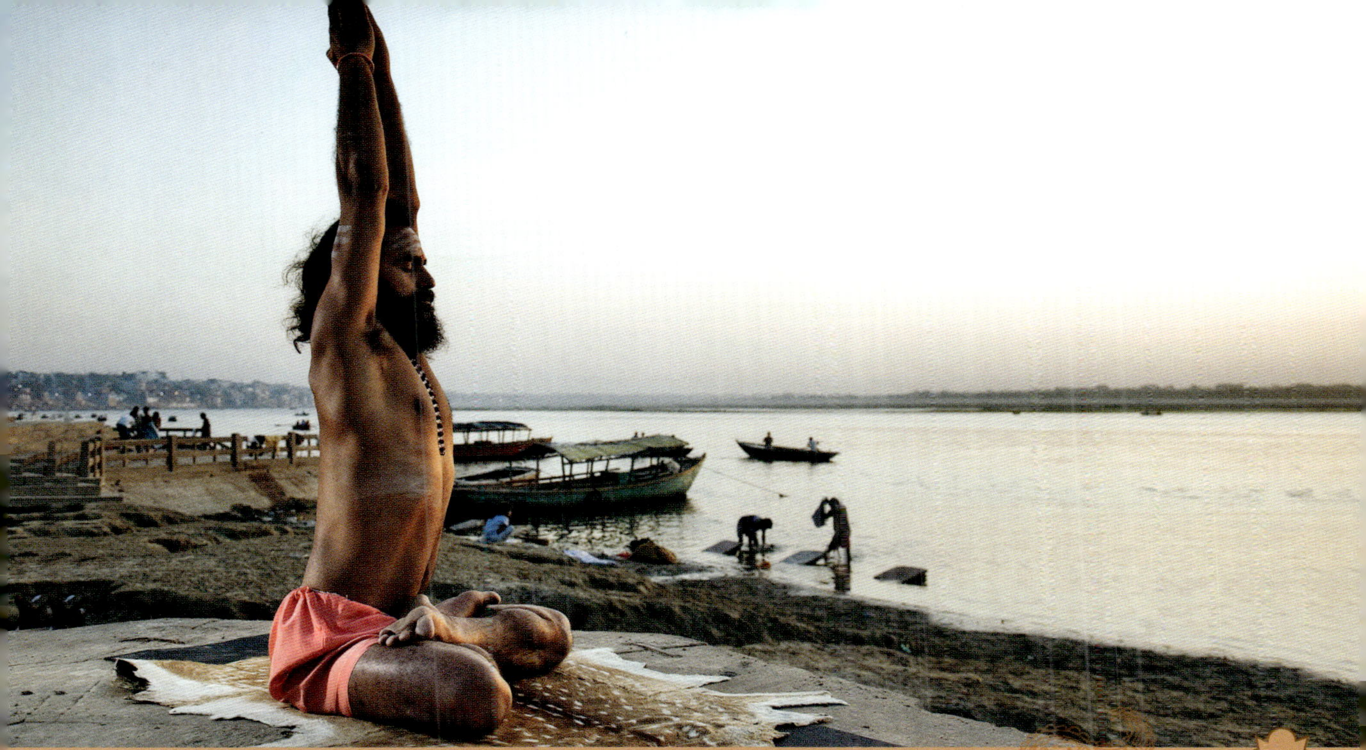

Atemübungen, die eine Betonung und Verlängerung der ***Ausatmung*** *einschließen, können dazu dienen, unseren Geist ruhiger werden zu lassen.*

YOGA-SUTRA 1.34

Die eigenen Fähigkeiten schätzen

Sie können viel mehr, als Ihnen bewusst ist

Alle Meister des Yoga haben sich von jeher dafür interessiert, was alles in uns steckt. Wenn sie sich zu unseren Defiziten äußern, dann nur, damit wir sie erkennen und sie uns nicht unbewusst behindern. Jeder Mensch verfügt jedoch über eine Vielzahl von Talenten und Fähigkeiten, die seine verlässlichen Ressourcen, seine »Bodenschätze« sind.

Nehmen Sie sich etwas Zeit und überlegen Sie in Ruhe und Achtsamkeit, was Sie schon alles in Ihrem Leben erreicht und gelernt haben. Wenn Sie sich an etwas erinnern – zum Beispiel daran, wie Sie das Gelernte eingesetzt haben –, dann beobachten Sie, wie Sie sich in Ihrem Körper wahrnehmen. Vielleicht fühlen Sie Zufriedenheit, Freude und sind stolz auf sich.

Werden Sie sich bewusst, was Ihnen alles mitgegeben, in die Wiege gelegt wurde. Vielleicht können Sie sich gut ausdrücken oder haben ein Talent, schnell und mühelos eine neue Sprache zu lernen. Vielleicht haben Sie einen sehr guten Orientierungssinn, der Ihnen und anderen schon oft geholfen hat, den richtigen Weg zu finden.

Werden Sie sich all der Charaktereigenschaften bewusst, die dazu beitragen, dass die Welt ein guter Platz ist. Vielleicht sind Sie von Natur aus hilfsbereit und freundlich? Vielleicht sind Sie gerne großzügig – in materieller und ideeller Hinsicht? Vielleicht sind Sie sehr kreativ und erfreuen Ihre Umwelt immer wieder mit Ihren Schöpfungen?

Besinnen Sie sich auf diese Qualitäten, wenn Sie unzufrieden mit sich und Ihrem Leben sind. Sobald Sie sich auf all Ihre Gaben und Talente besinnen, wird es Ihnen leichter fallen, mit sich zufrieden zu sein und Ihren Geist zu entspannen.

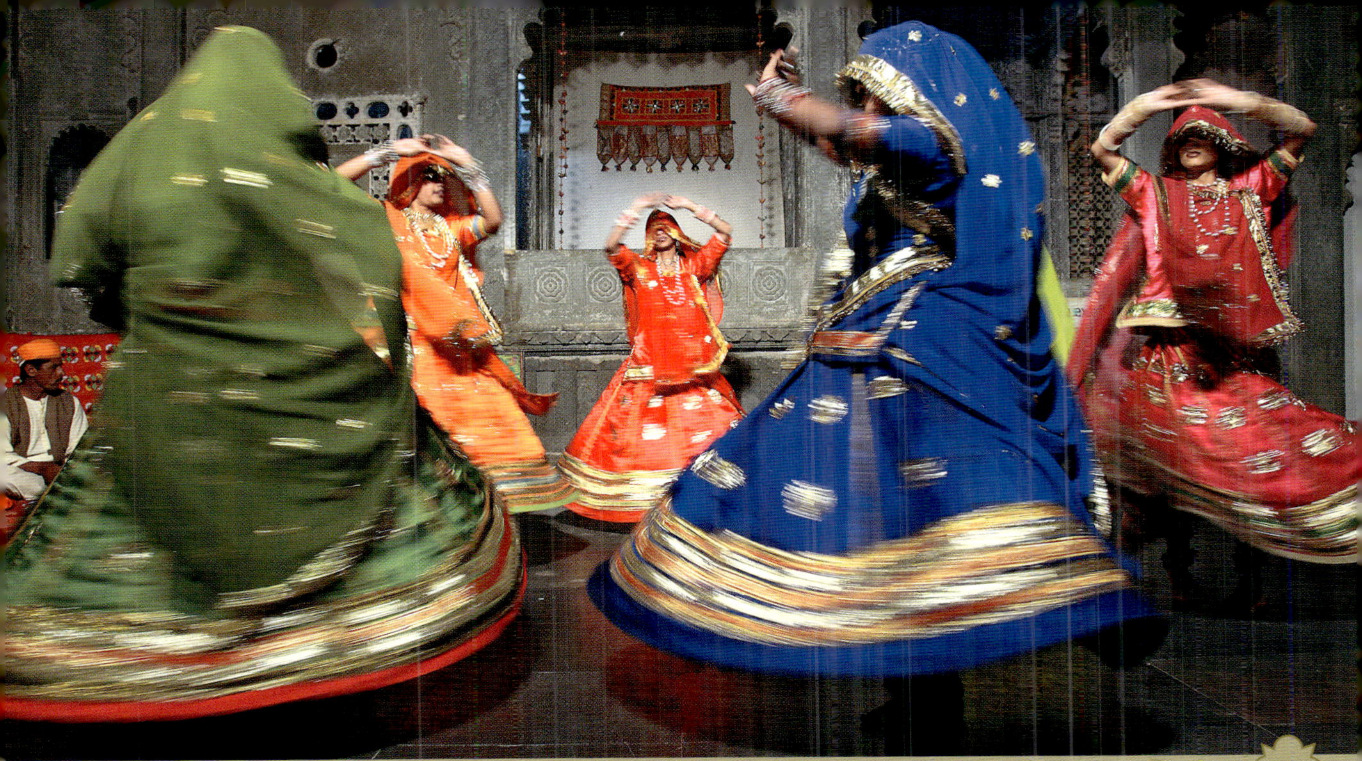

Unter Yoga verstehen wir das methodische Bemühen, zur
Selbstvollendung zu gelangen, indem wir alle Kräfte und Anlagen,
die in uns verborgen sind, zum Ausdruck bringen. SRI AUROBINDO

Schlummernde Potenziale entfalten

In Ihnen steckt viel mehr, als Sie glauben

Auch wenn vieles in uns angelegt ist, heißt das noch lange nicht, dass wir alle unsere Talente und Fähigkeiten auch tatsächlich nutzen. Natürlich reicht eine normale Lebenszeit nicht, um alle unsere Gaben zu entfalten. Finden Sie für sich heraus, was noch alles in Ihnen schlummert, und setzen Sie dann Prioritäten, welches Ihrer Potenziale Sie ab sofort gezielt entwickeln wollen.

Welche Potenziale haben Priorität? Nehmen Sie sich wieder etwas Zeit, einige Blätter Papier und einen Stift, und überlegen Sie, welche Potenziale in Ihnen stecken. In welcher Hinsicht möchten Sie sich verwirklichen?

Sicher werden Sie eine Fülle von Potenzialen in sich entdecken. Schreiben Sie alles auf, was Ihnen einfällt. Vielleicht schlummert ja zum Beispiel noch ein großes Potenzial für Yoga und Meditation in Ihnen, das Ihnen helfen könnte, sich selbst zu entdecken und zu fördern?

Spüren Sie dann in sich hinein: Was ist Ihnen wirklich wichtig, welche Ihrer Ideen möchten Sie unbedingt realisieren, welches Potenzial noch in diesem Leben entfalten? Setzen Sie Ihre Prioritäten und schreiben Sie diese auf eine neue Liste.

Schauen Sie nun, wo Sie in Ihrem Leben, in Ihrem Alltag Raum für die Umsetzung und Verwirklichung Ihrer Ideen finden können. Dabei hilft häufig ein bewusstes und professionelles Zeitmanagement. Setzen Sie sich realistische Ziele, in die Ihre Potenziale einfließen können.

Wer auf seine Potenziale schaut, blickt nach vorn und beginnt, sein Leben bewusster und klarer zu gestalten. Damit erschaffen Sie sich Lebensqualität und finden mehr Befriedigung in sich selbst.

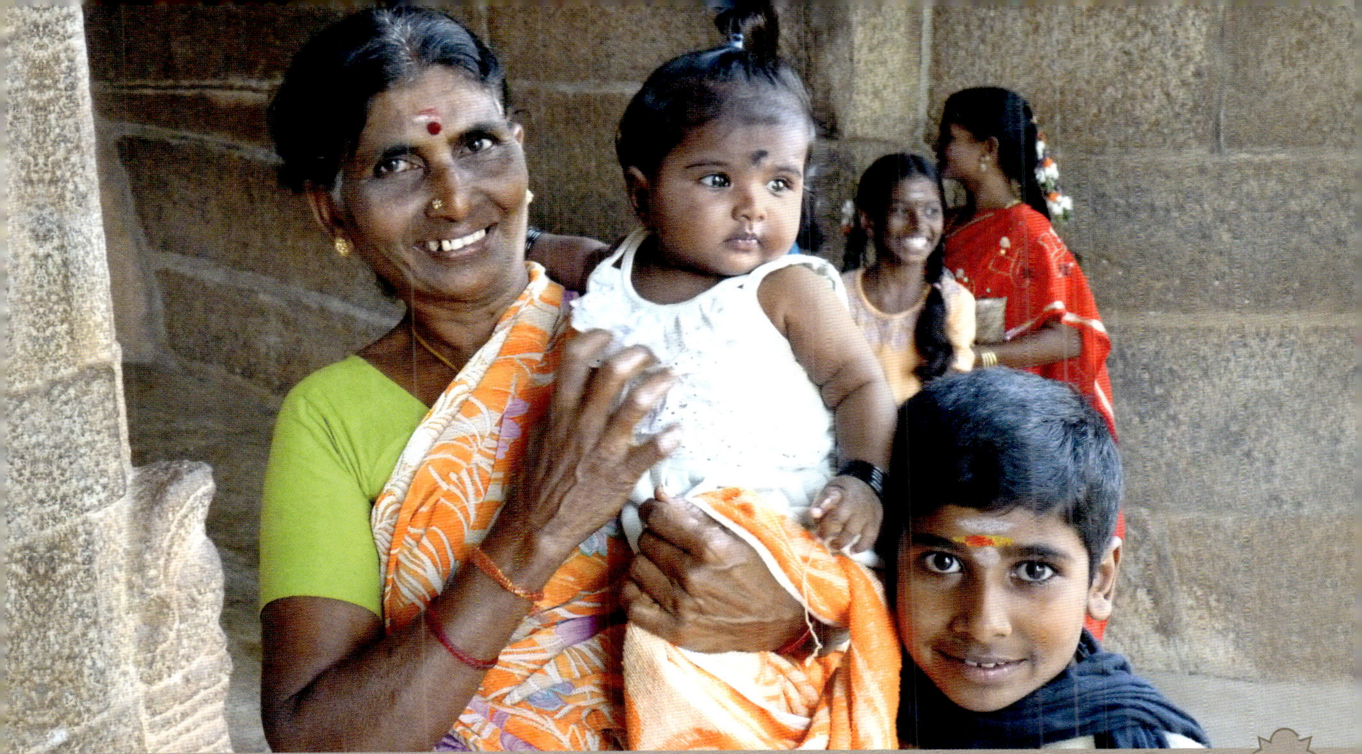

Unsere Taten zählen. Gedanken sind,
so gut sie auch sein mögen, wie unechte Perlen,
solange sie nicht in Taten verwandelt werden. MAHATMA GANDHI

Leben heißt wachsen

Veränderung zulassen und Neues wagen

Wir wachsen immer dann, wenn wir Veränderung zulassen und etwas Neues wagen. Dieser Drang, immer wieder über das, was wir können und kennen, hinauszuwachsen, ist in jedem seit frühester Kindheit angelegt. Ohne ihn hätten wir niemals laufen gelernt, sondern wahrscheinlich schon nach ein paarmal hinfallen aufgegeben.

Als Erwachsene müssen wir jedoch den tief in uns verwurzelten Wunsch, unsere Begrenzungen zu überwinden, Neues zu wagen oder uns ganz neu zu erfinden, erst einmal wieder entdecken. Zu sehr neigen wir dazu, uns im Gewohnten einzurichten und alles beim Alten zu belassen.

Was wollen Sie verändern? Nehmen Sie sich etwas Zeit, einige Blätter Papier und einen Stift und überlegen Sie, was Sie gerne (!) an sich verändern möchten, wie Sie über sich hinauswachsen könnten. Was möchten Sie loslassen und hinter sich lassen, um Zeit zu gewinnen für das, was Ihnen wirklich wichtig ist?

Was oder wer könnte Sie darin unterstützen, Neues zu wagen? Zum Beispiel ein Coach, wenn Sie eine Angst überwinden wollen, oder ein Lehrer, wenn Sie etwas lernen wollen. Es kann aber auch eine Freundin sein, wenn Sie sich zum Beispiel entschlossen haben, endlich abzunehmen oder jeden Tag Yoga zu machen. Sie können sich regelmäßig verabreden und gegenseitig unterstützen, eine Ernährungsumstellung durchzuhalten oder eine Übungspraxis im Alltag zu etablieren.

Sie werden schnell merken, wie sehr sich die Qualität Ihres Lebens verbessert, wenn Sie wagen, sich zu verändern, wenn Sie Möglichkeiten finden, Neues zu riskieren und an Herausforderungen zu wachsen.

Es ist ein Grund zur Freude, wenn man sich selbst erkennt,
denn nur dann kann man **sich ändern.**
Solange man sich nicht ändern kann, bleibt alles beim Alten. AYYA KHEMA

Das gute Gefühl

Ein sicherer Leitfaden durchs Leben

Alle lebenden Wesen sind bewusst oder unbewusst immer auf der Suche nach dem guten Gefühl. Es ist das Empfinden, dass etwas für uns stimmig und förderlich ist. Die Suche danach wird allerdings dadurch beeinflusst, dass man uns – etwa in der Werbung – sagt, was uns guttun würde, zum Beispiel ein tolles Auto oder ein jugendlicher Körper.

Was schenkt Ihnen wirklich Erfüllung? Nehmen Sie sich etwas Zeit und überlegen Sie in Ruhe und Achtsamkeit, was dazu beitragen könnte, dass Sie sich wohler und glücklicher fühlen. Überprüfen Sie daraufhin auch die Potenziale, die Sie gern entwickeln möchten. Spüren Sie ganz genau hin, ob Ihnen ein erfüllter Wunsch wirklich Erfüllung schenken würde. Erinnern Sie sich daran, wie es war, als Sie sich das letzte Mal einen Wunsch erfüllt haben. Wie lange hat das gute Gefühl angehalten? Sie werden schnell merken, dass die Wunscherfüllung Sie selten wirklich glücklicher gemacht hat. Das wird Ihnen helfen, viele Wünsche loszulassen.

Machen Sie sich bewusst, was Ihnen wirklich tief und nachhaltig Erfüllung schenkt. Wenn Sie sich an die glücklichen Momente in Ihrem Leben erinnern, wird sich zeigen, dass Sie das gute Gefühl nicht dauerhaft durch äußere Faktoren erlangen oder aufrechterhalten können. Es entsteht vielmehr tief in Ihrem Inneren und wird genährt von Ihrer positiven Einstellung zu all dem, was das Leben Ihnen schenkt.

Oft sind es die Kleinigkeiten des Lebens, die uns ein gutes Gefühl schenken, etwa eine gelungene Yogapraxis oder einem anderen eine Freude zu bereiten oder bewusste, achtsame Zeiten intensiv zu spüren.

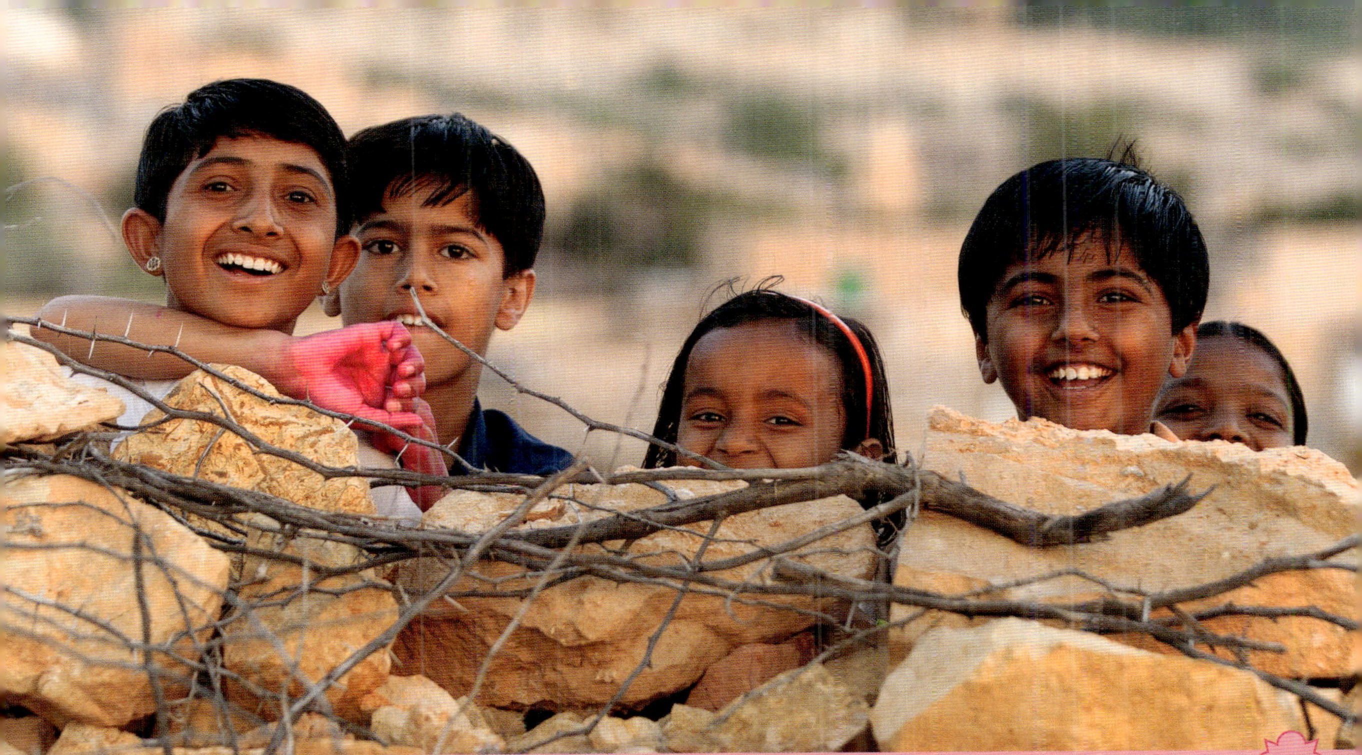

*Wie du dich dem Leben gegenüber **fühlst***
*und wie **erfüllt** du lebst,*
das allein ist wichtig. EBERHARD BÄRR

Interesse stärkt die Motivation

Sich selbst motivieren lernen

Die Yogameister wussten es schon immer: Unsere Bemühungen haben nur dann Erfolg, wenn sie genährt werden von einem Interesse, das tief in uns verankert ist. Wenn Sie also regelmäßig Yoga üben wollen und sich zum Beispiel wünschen, dass Sie dadurch ruhiger und ausgeglichener werden, dann wird das nur funktionieren, wenn Sie wirklich ein starkes Interesse spüren, diese Geisteshaltung in sich zu entwickeln.

Was ist Ihre Vision? Setzen Sie sich entspannt hin und schließen Sie die Augen. Machen Sie sich bewusst, was Sie wirklich am Yoga interessiert. Welche Themen des Yoga sprechen Sie an? Welche Ziele haben Sie in Bezug auf Ihre Yogapraxis? Bei welchen inneren Reinigungs- und Wandlungsprozessen erhoffen Sie sich Unterstützung durch die Yogalehren und die darauf aufbauenden Übungen?

Stellen Sie sich vor, wie Sie sein werden, wenn Ihre Yogapraxis zu wirken beginnt. Wie fühlt es sich schon jetzt an, wenn Sie sich vorstellen, ruhiger und ausgeglichener durchs Leben zu gehen, mehr Kraft und Beweglichkeit zu haben oder der Kraft des Atems verbunden zu sein?

Schreiben Sie diese Vision auf. Überprüfen Sie so immer wieder einmal, was Sie wirklich mit Ihrer Yogapraxis erreichen wollen. Es ist normal, dass sich Ihre Interessen Ihren aktuellen Bedürfnissen anpassen werden. Fühlen Sie sich also frei, auch mehrere Ziele parallel zu verfolgen.

Wählen Sie Ihre Übungspraxis so aus, dass Sie diesen Interessen folgen. Dadurch werden Sie Ihre Motivation mühelos aufrechterhalten können. Und dann ist der tägliche Gang auf die Yogamatte das reinste Vergnügen!

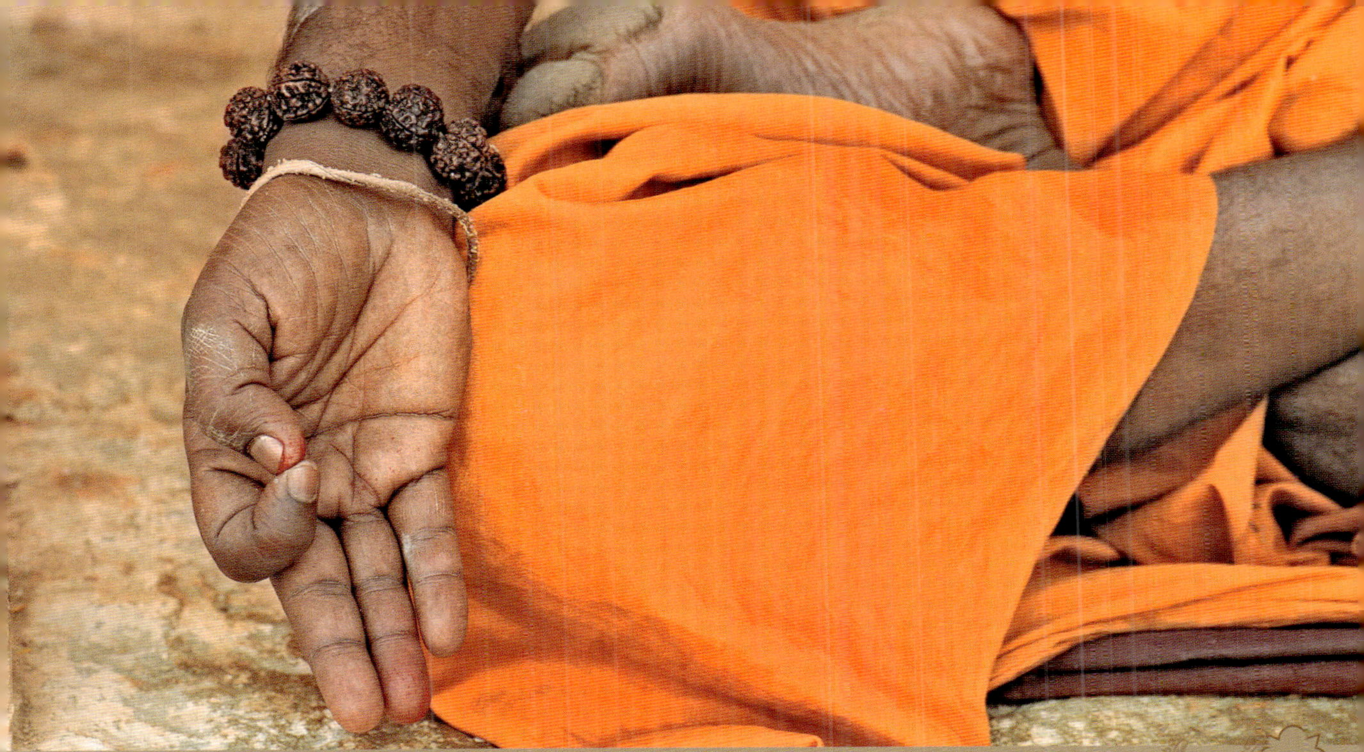

Beharrlich zu üben bedeutet,
die Gefühle und Gedanken auf ein Thema gerichtet zu halten.

YOGA-SUTRA 1.12, KOMMENTAR VON R. SRIRAM

Das innere Feuer schüren

Vom Umgang mit dem inneren Schweinehund

Jeder Mensch, der irgendetwas lernen oder verändern will, wird früher oder später mit seinem inneren Schweinehund konfrontiert. Er ist der Hüter unserer »Komfortzone«. Er hasst Veränderungen und mag es überhaupt nicht, wenn wir uns anstrengen.

Disziplin ist ihm ein Gräuel, und so verhindert er – auch wenn er es ja eigentlich gut mit uns meint – jeglichen Fortschritt. Jedes Mal, wenn wir ihm nachgeben, verleihen wir ihm Macht über uns und über unseren Prozess der Wandlung.

Stellen Sie klar, dass Sie das »Leittier« sind! Achten Sie darauf, bei welchen Gelegenheiten sich Ihr innerer Schweinehund in den Vordergrund drängelt, um Sie auszubremsen. Machen Sie sich dann bewusst, was Sie erreichen wollen. Verbinden Sie sich innerlich mit Ihrer Motivation und der Vision Ihrer Ziele (Übungen dazu finden Sie auf den Karten 14 und 17).

Wenn Sie auf diese Weise Ihr inneres Feuer wieder geschürt haben, schicken Sie Ihren inneren Schweinehund freundlich, aber auch mit Entschlossenheit und Klarheit zurück in seine Hundehütte. Machen Sie ihm klar, dass er keine Chance haben wird, Sie von Ihrer Yogapraxis abzuhalten oder Ihre Disziplin zu erschüttern, weil Sie wissen, dass beharrliches und unbeirrtes Üben der Schlüssel zu Ihrem Wachstum sind.

Wenn Sie das innere Feuer Ihrer Motivation immer wieder schüren, können Sie zwanglos und unangestrengt zu einer Disziplin finden, die es Ihnen leicht machen wird, »dranzubleiben«. Wenn sich dann die von Ihnen gewünschten Erfolge Ihrer Yogapraxis einstellen, wird es Ihnen immer leichter fallen, die Disziplin zu halten.

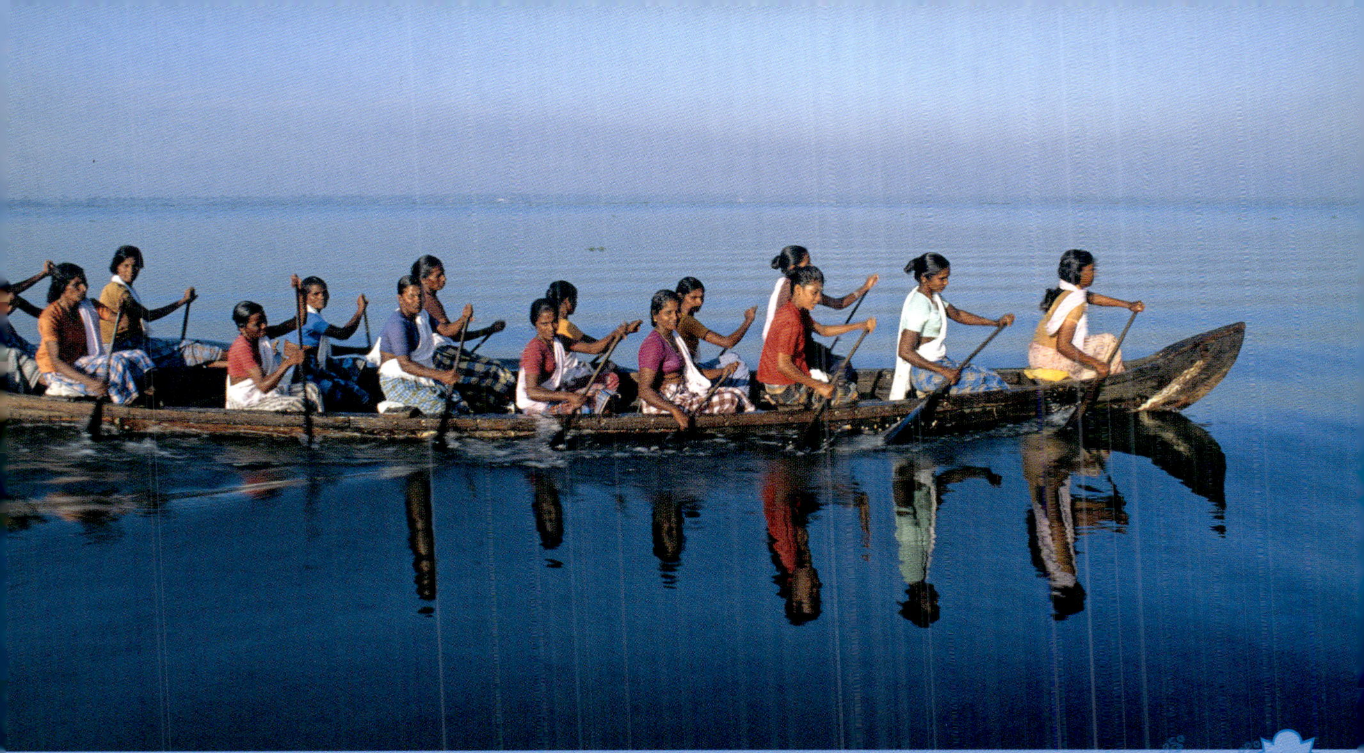

Bleib dran! *Bleib dran – und Klarheit wird kommen!*

Bleib dran – Erleichterung wird kommen!

Bleib dran – Erfolg wird sich einstellen! YOGI BHAJAN

Begeistert sein

Das Geschenk des Yoga erkennen

Wenn wir eine Weile auf dem Yogaweg unterwegs sind, stellen wir fest, dass mit dem Yoga etwas in unser Leben getreten ist, das uns immer wieder aufs Neue erfüllt und beglückt. Vielleicht sind unsere Rückenschmerzen endlich weg, oder wir schaffen es immer öfter, schwierigen Situationen gelassen zu begegnen. Vielleicht ahnen wir durch die Begegnung mit der Yogaphilosophie auch, was es heißt, ein spirituelles Leben zu führen.

Was gibt Ihnen der Yoga? Machen Sie sich bewusst, was Ihnen der Yoga mit seinen vielfältigen und erprobten Methoden schon alles geschenkt hat. Welche Veränderungen und Wandlungen hat er bei Ihnen einleiten können?

Werden Sie sich in Ihrer Übungspraxis bewusst, was sich alles verändert hat, seitdem Sie üben. Vielleicht sind Sie beweglicher, und Übungen, die Ihnen früher Mühe bereitet haben, fallen Ihnen heute leicht. Sicher haben Sie auch die Erfahrung gemacht, dass Sie vieles lernen konnten, von dem Sie am Beginn Ihres Yogawegs dachten, dass Ihnen das nie möglich sein würde – zum Beispiel den Kopfstand oder einen schöner Bewegungsfluss im Sonnengruß. Vielleicht haben Sie auch von Ihren Freunden gehört, dass Sie sich positiv verändert hätten, seitdem Sie Yoga machen.

Die Yogalehren und Ihre eigene Yogapraxis wertzuschätzen wird Ihr Leben bereichern und ihm Sinn und Ausrichtung geben. Die Lehren des Yoga werden Ihnen immer wieder helfen, zu unterscheiden zwischen dem, was wesentlich, und dem, was unwesentlich ist. Das wird Sie darin unterstützen zu spüren, wie erfüllt und reich Ihr Leben ist. Und diese Freude werden Sie bald gerne mit anderen Menschen teilen.

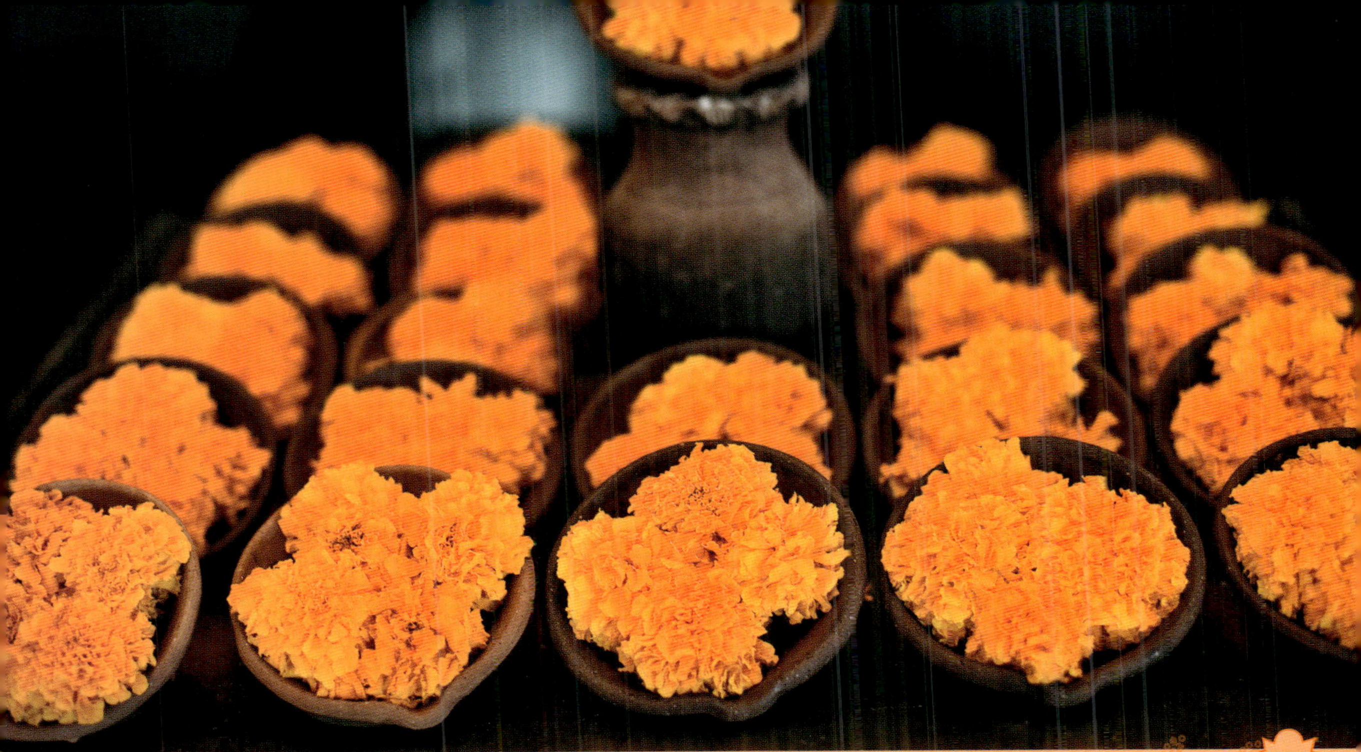

Yoga ist das größte Geschenk,
das man **teilen** *kann.* KALI RAY

Verzichten lernen

Den Alltag entrümpeln

Wenn wir auf unser Leben schauen, werden wir feststellen, dass alles, was wir besitzen, uns nicht nur dient und Freude macht, sondern auch Zeit kostet. Wenn wir eine schöne Wohnung haben, müssen wir sie pflegen. Je größer sie ist, desto mehr Zeit brauchen wir. So verhält es sich mit allem Besitz: Er beschäftigt uns, wir müssen uns um ihn kümmern, manchmal macht er uns sogar Sorgen.

Was brauchen Sie wirklich? Wie viel von Ihrer Zeit und Aufmerksamkeit wird dadurch beansprucht, dass Sie sich um all das kümmern müssen, was Sie besitzen. Lässt Ihr Besitz Ihnen noch genügend Zeit, sich um das zu kümmern, was Ihnen wichtig und wesentlich ist?

Werden Sie sich dessen bewusst, was Sie wirklich brauchen. Was von all den Sachen, die Sie haben, all den Projekten, Hobbys und so weiter, die Ihre Zeit beanspruchen, empfinden Sie eher als belastend? Stellen Sie sich vor, wie viel Freiraum und Zeit Sie gewinnen könnten, wenn Sie auf einige Dinge verzichten würden.

Nehmen Sie sich am besten jeden Monat einen Bereich Ihres Lebens vor und entrümpeln Sie ihn so grundlegend wie möglich. Ent-Sorgen Sie alles, was Ihnen zur Last geworden ist. Das gilt ganz besonders auch für all das »mentale Gerümpel«, das unser inneres Feuer immer wieder zu ersticken droht. Sie werden bald merken, wie Sie Ihrem inneren Feuer damit Luft verschaffen, denn jetzt kann es Ihnen richtig einheizen bei all dem, was Ihnen wichtig ist.

Verzichten lernen heißt, sich für das entscheiden zu können, was wirklich wichtig ist. Indem Sie auf manches verzichten, werden Sie dafür Zeit und Energie gewinnen.

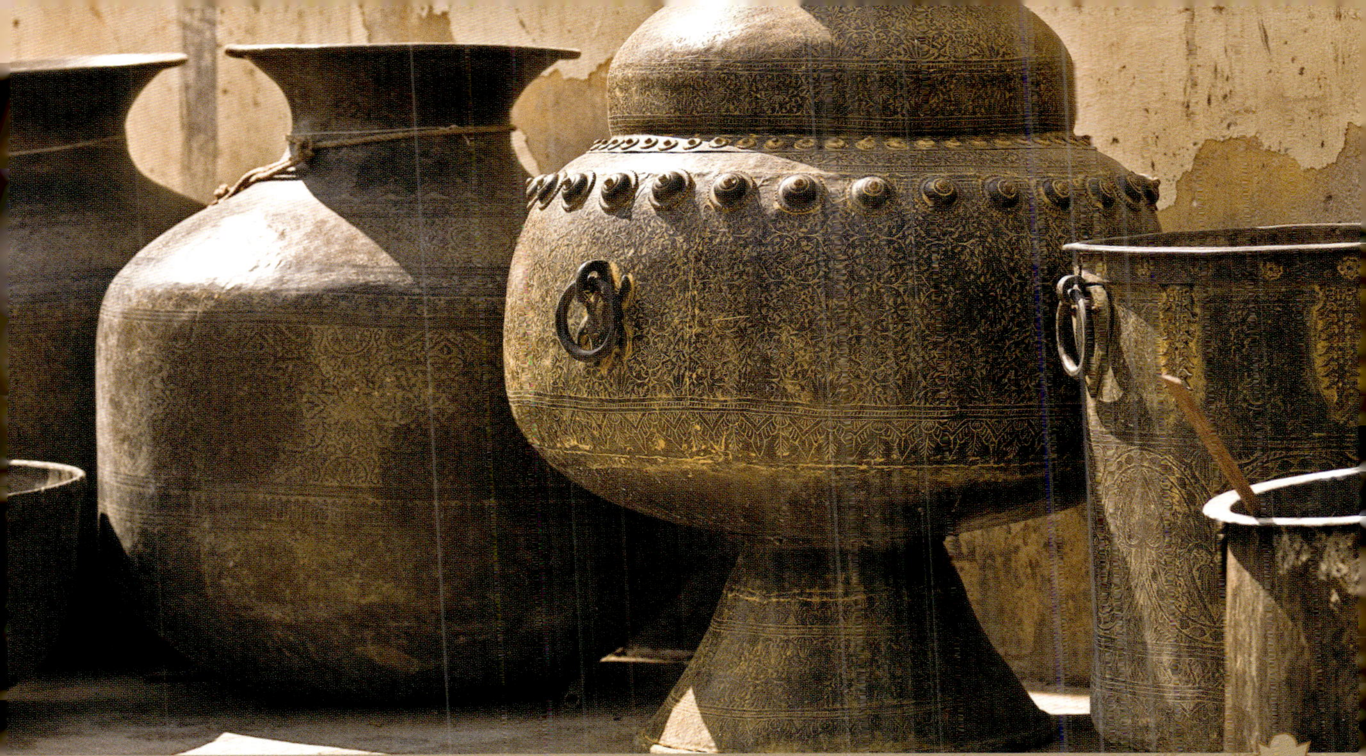

Jemand, der sich auf das **beschränken** *kann,*

was er braucht und was ihm zusteht, fühlt sich sicher.

Ein solcher Mensch findet **Zeit für sich.** YOGA-SUTRA 2.39

Balance im Bemühen finden

Intensiv handeln – in Gelassenheit

Der Yoga weiß Willenskraft und intensives Bemühen sehr zu schätzen, denn ohne diese beiden Qualitäten würden wir niemals unseren inneren Schweinehund überwinden. Wir würden uns nicht entwickeln und wachsen, alles würde immer beim Alten bleiben. Wenn wir uns aber mit ungebremster Willenskraft ins Tun stürzen, wird sich unsere Energie bald erschöpfen.

Deswegen raten uns die Yogameister, in allem Bemühen immer etwas Spielraum zu bewahren. Dieser Spielraum lässt uns atmen, und der regelmäßige Atem hilft uns, entspannt im Geist zu bleiben.

Üben mit Spielraum: Gehen Sie in ein Asana, das für Sie herausfordernd ist. Bemühen Sie sich, es richtig gut zu machen. Gehen Sie ruhig bis an Ihre Grenzen – und spüren Sie, wie Ihr Körper und Ihr Atem reagieren. Lösen Sie dann Ihre Anspannung ein wenig. Wie viel Spielraum tut Ihnen gut? Wann kann Ihr Atem wieder frei fließen? Versuchen Sie ab jetzt, bei jeder Übung ein bisschen Spielraum zu lassen – einen Raum, in den Sie jederzeit bei Bedarf noch hineinwachsen könnten.

Beobachten Sie sich auch im täglichen Leben: Neigen Sie dazu, alles zu geben? Führt Ihre Willenskraft Sie immer wieder dahin, dass Sie sich ganz verausgaben (»Wo ein Wille ist, ist auch ein Weg!«)? Versuchen Sie dann, Ihre mentale Anspannung etwas zu lösen. Atmen Sie tief durch, lächeln Sie – und machen Sie weiter.

In der Balance von intensivem Bemühen und Gelöstheit liegt das Geheimnis der Kraft, die sich nicht erschöpft. Wenn Sie in dieser Balance sind, kann Ihr Atem frei und ungehindert fließen. Wenn er stockt oder flach wird, machen Sie entweder gerade zu viel oder zu wenig.

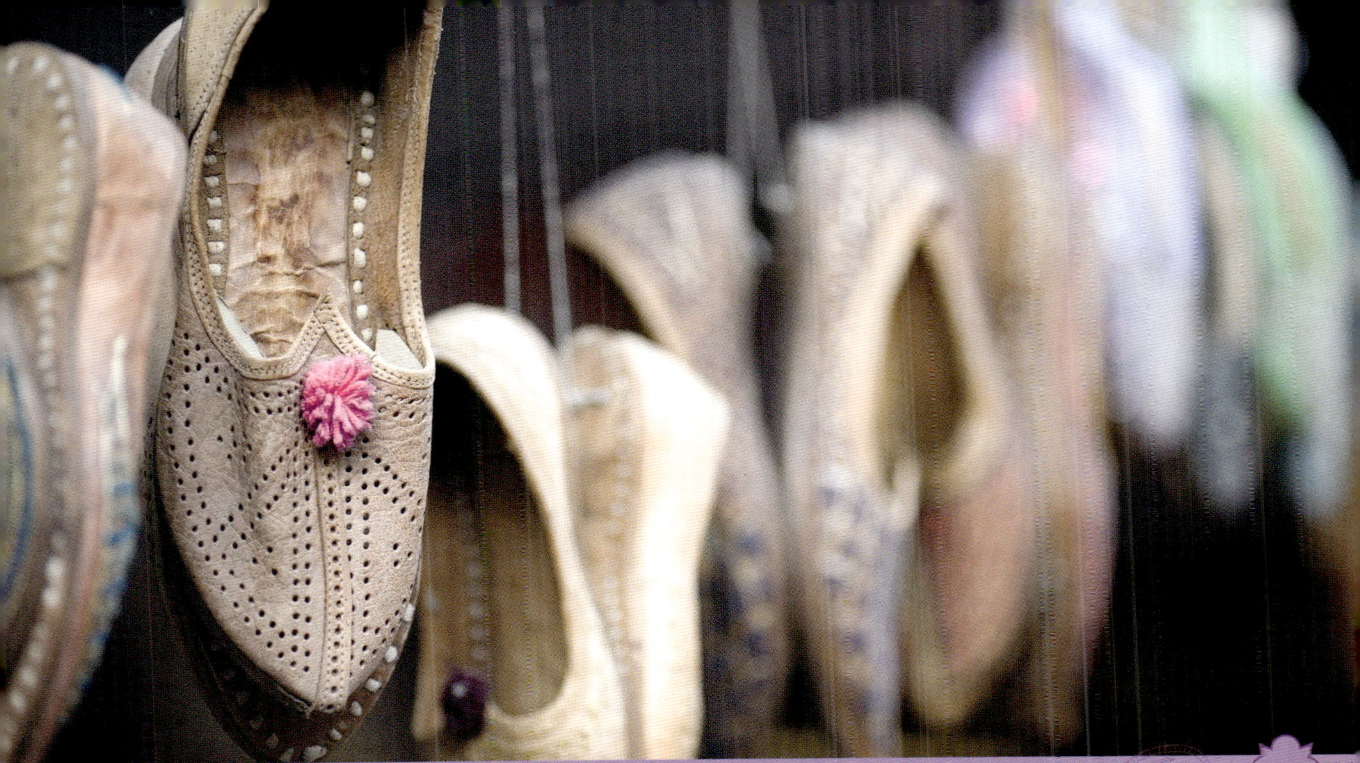

Zwischen eifrigem Tun und gelassener Hingabe
hält die Vernunft die Waage. SPIRAM

Vom Wert des entspannten Übens

Das machen, was man tun kann

Yogaübungen sind für alle Menschen gedacht, ob jung oder alt, beweglich oder eher steif, gesund oder krank. Es kommt also nicht darauf an, ein bestimmtes Asana ausführen oder perfekt meditieren zu können. Vielmehr geht es darum, dass Sie jeden Tag auf der Yogamatte für sich herausfinden, was Ihnen gerade jetzt möglich ist, hilft und guttut.

Deshalb dient uns regelmäßiges Üben, denn alles, was wir erlernen wollen, braucht viel Übung und viele Wiederholungen. Das gilt ganz besonders für das Erlernen günstiger Haltungs- und Bewegungsmuster und erst recht für das »Umprogrammieren« unserer Denk- und Verhaltensmuster.

Die Prinzipien des Übens: Finden Sie jeden Tag etwas Zeit für Ihre Yogapraxis. Nehmen Sie sich genauso viel Zeit, wie gerade gut machbar ist. Üben Sie das, was Ihnen wirklich dient. Jede Bewegung und jede Haltung und Atemübung, jede Achtsamkeitsübung oder Meditation ist geeignet. Einfache Übungen gelten im Yoga als genauso gut wie die hochkomplexen Haltungen, die Sie aus den Medien kennen. Tun Sie das, was Sie tun können. Tun Sie es so gut, wie es Ihnen jetzt gerade möglich ist. Mehr können Sie sowieso nicht tun.

Tun Sie das, was Sie können, mit Freude. Zwingen Sie sich nie zu üben! Sie könnten Ihre Freude daran verlieren! Erinnern Sie sich vielmehr, wie gut es Ihnen geht, sobald Sie üben. Wenn Sie auf diese Weise zwanglos regelmäßig üben, werden Sie Ihre Übungspraxis bald nicht mehr missen wollen.

Sagen Sie sich immer wieder wie ein Mantra: »Ich bin ein Meister, der übt!« Das wird Ihren Geist entspannen und Ihnen viel Raum geben, um sich offen und entspannt auf der Yogamatte zu erproben.

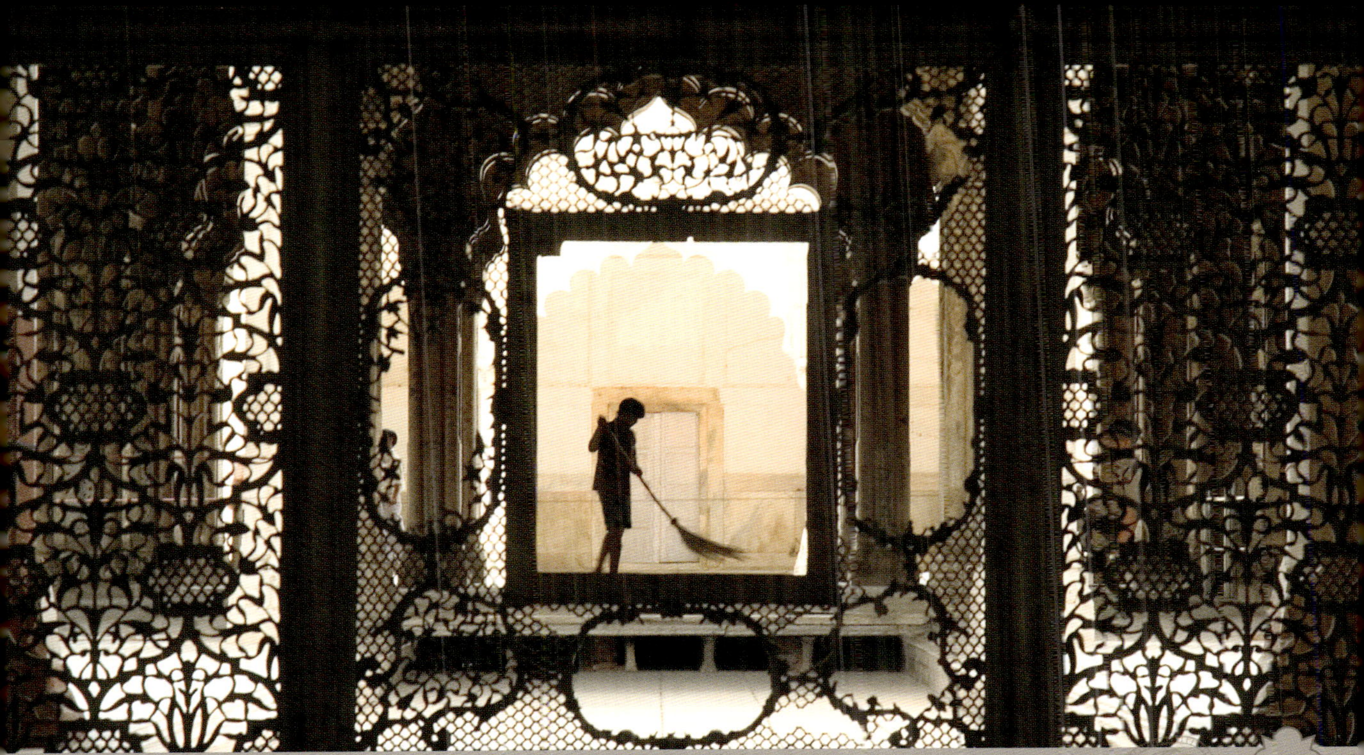

Zu handeln und zu tun, was getan werden kann,
das ist Yoga Sadhana. MARK WHITWELL

Viel ist nicht immer mehr

Finden Sie ein Yogaprogramm, das in Ihren Tag passt

Wenn Sie regelmäßig üben wollen, dann trennen Sie sich möglichst schnell von der Vorstellung, dass Sie ab jetzt jeden Tag mindestens eine halbe Stunde oder länger auf die Matte gehen sollten. Die Erfahrung vieler Menschen zeigt, dass Sie dadurch etwas von sich fordern, was unrealistisch ist. Unser Leben hält so viel Unvorhersehbares bereit, dass wir uns mit einer solchen Vorgabe nur neuen Stress schaffen.

Realistisch planen: Schauen Sie sich Ihren Tag genau an und entscheiden Sie, wie viel Zeit Sie realistisch für Ihre Übungspraxis einplanen können. Wenn es an einem Tag nur fünf Minuten sind, dann üben Sie eben in aller Ruhe nur diese fünf Minuten, also zum Beispiel fünf Sonnengrüße. Das ist doch schon was! Wenn Sie mehr Zeit haben, üben Sie eben länger.

Gestalten Sie Ihr Übungsprogramm so, dass Sie ohne Hast üben und nachspüren und vielleicht sogar noch eine kleine Atemübung oder Meditation einbauen können. Weniger ist da oft mehr.

Wenn Sie wissen, dass Sie gar keine Zeit haben, weil Sie zum Beispiel auf Reisen sind, dann finden Sie im Tagesverlauf kleine Inseln des Innehaltens. Atmen Sie einige Male tief durch. Machen Sie einige bewusste Bewegungen, zum Beispiel eine Mini-Gehmeditation auf dem Bahnsteig, oder denken Sie über ein Thema nach, das Ihnen der Yoga nahegebracht hat. Deklarieren Sie dieses Tun zu Ihrer heutigen Yogapraxis.

Die Qualität Ihrer Yogapraxis bemisst sich nicht daran, wie viele Übungen Sie machen, sondern in welcher Achtsamkeit, Ruhe und Freude Sie üben.

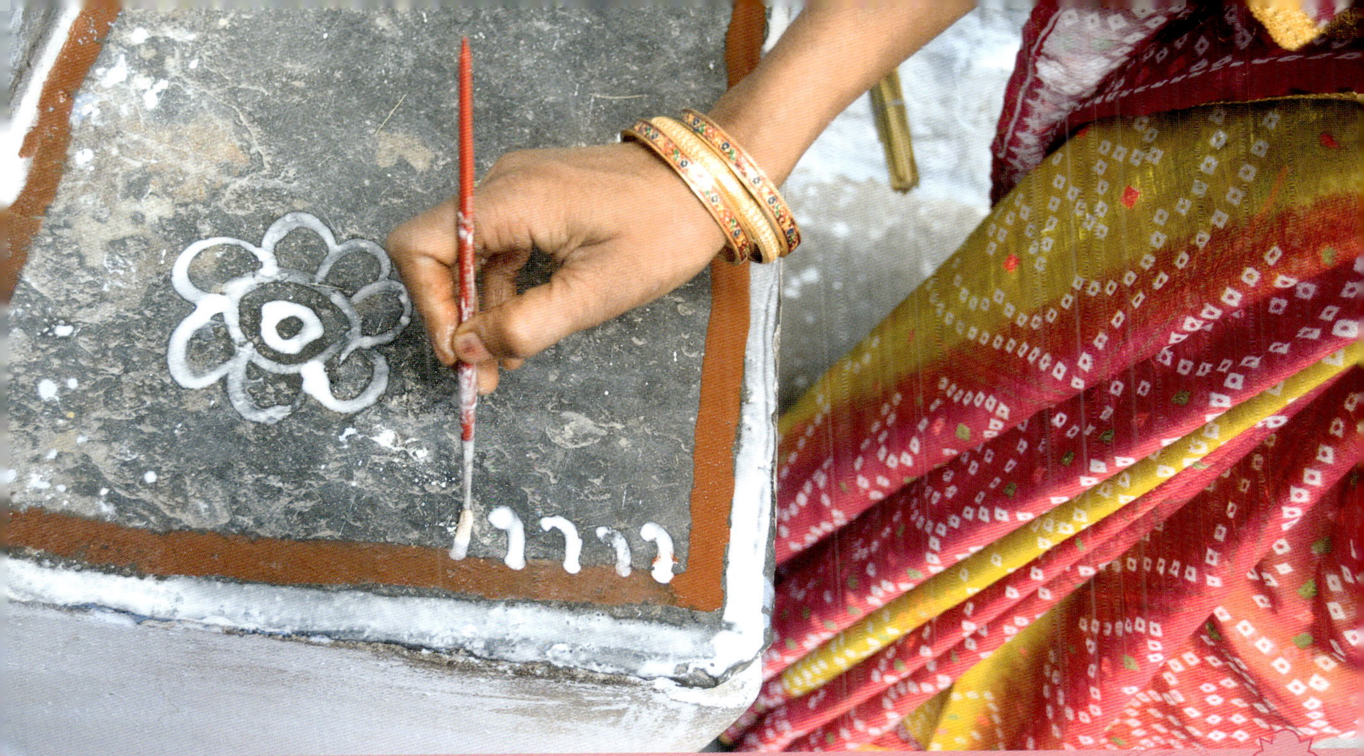

Mäßig, aber *regelmäßig üben –*

das bringt uns voran. NACH MARK WHITWELL

Vom Umgang mit Erwartungen

Erwarten Sie am besten ... nichts!

Mit Erwartungen ist es wie mit der Willenskraft: Sie können uns ebenso fördern wie massiv behindern, ja sogar in unserem Tun blockieren! Natürlich helfen Erwartungen, unsere Motivation für die Yogapraxis und andere Ziele zu finden und aufrechtzuerhalten – aber nur dann, wenn sie realistisch sind.

Wenn Sie zu viel von sich erwarten, können Sie sich nur enttäuschen. Wenn Sie Ihre Erwartungen herunterschrauben oder sich sagen: »Mal sehen, was mir heute möglich ist!«, können Sie sich vor allem positiv überraschen.

Den Druck rausnehmen: Beobachten Sie, mit welchen Gedanken Sie Aufgaben angehen, die Ihnen schwerfallen. Machen Sie sich Druck mit Ihren Erwartungen? Können Sie Anzeichen von Perfektionismus feststellen? Wahrscheinlich kennen Sie dieses Muster auch vom Yogaüben. Beobachten Sie, wie Sie sich fühlen, wenn Sie Ihre Erwartungen an sich selbst hochschrauben. Können Sie noch unbeschwert üben beziehungsweise Ihre Aufgaben erledigen? Kann Ihr Atem noch frei und weit strömen?

Machen Sie sich klar, was geschieht, falls Sie Ihre Erwartungen nicht (gleich) erfüllen. Wahrscheinlich gar nichts! Beobachten Sie, wie sich Ihr Geist nun wieder entspannen kann und wie der innere Druck abnimmt, sodass Sie in Gelassenheit weitermachen können.

Erwarten Sie am besten gar nichts von sich. Üben Sie, machen Sie, was getan werden muss. Erlauben Sie sich all die Versuche, die Fehler und produktiven Umwege, die Sie brauchen, um etwas wirklich zu verstehen, zu lernen und vielleicht eines Tages zu meistern.

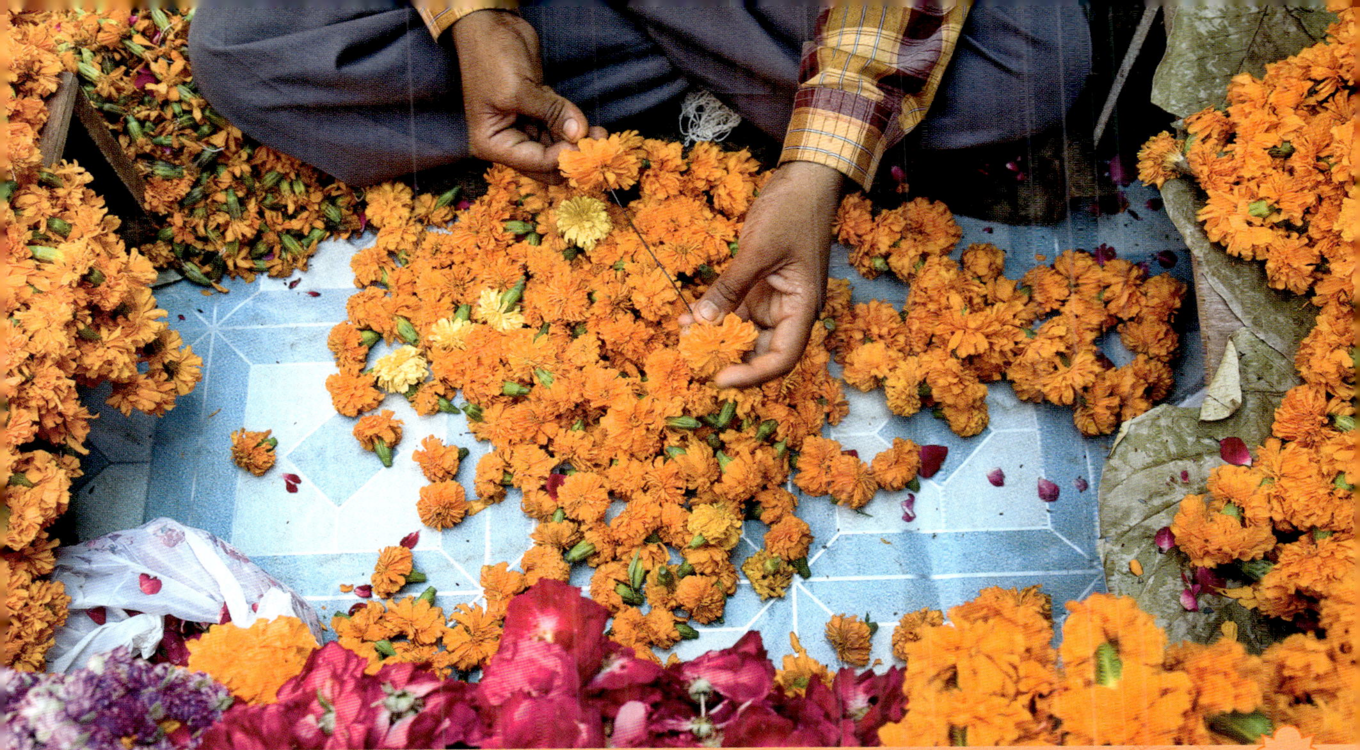

Es gibt nichts, was man nicht durch **Geduld und Gleichmut** *erreichen kann. Die Wahrheit dieser Aussage kann in unserem Alltag überprüft werden.* MAHATMA GANDHI

Wie wir geworden sind

... und wie wir uns verwandeln können

Im Yoga ist schon lange bekannt, dass alle Erfahrungen, die wir seit unserer Geburt gemacht haben, unser Wesen und unseren Charakter prägen. Wir werden geformt durch unsere natürliche Umgebung, die Gesellschaft, die Erziehung, den Zeitgeist und vieles mehr. Der Yoga schaut nun ganz besonders auf all die Verhaltensweisen, mit denen wir uns immer wieder Leid erschaffen, und möchte uns helfen, diese zu erkennen und zu verwandeln.

Welche Verhaltensweisen möchten Sie ändern?
Setzen Sie sich entspannt hin (Seite 7). Schließen Sie die Augen und lassen Sie die letzten Tage in Ruhe in Ihrem Geist vorbeiziehen. Wenn Sie auf eine unangenehme Erinnerung stoßen, achten Sie genau auf Ihre Körperspannung und Ihren Atem.

Machen Sie sich bewusst, welcher Teil Ihres Temperaments und Ihres Charakters beteiligt war. Auf welche Reize oder Reizwörter springen Sie an, sodass Sie »wie auf Knopfdruck« mit Aufregung, Ungeduld, Ärger, Wut, Kränkung oder Verletztheit reagieren? Stellen Sie sich deutlich und möglichst bildhaft vor, wie Sie in ein, zwei, fünf oder zehn Jahren sein werden, wenn Sie diese Verhaltensweisen nicht ändern.

Stellen Sie sich dann vor, wie Sie eine dieser Eigenschaften, die Ihnen immer aufs Neue Ärger bereiten, umwandeln – zum Beispiel Ungeduld in Geduld. Stellen Sie sich wieder deutlich und bildhaft vor, wie Sie sich als geduldiger Mensch in ein, zwei, fünf oder zehn Jahren fühlen werden.

Jeder Mensch kann sich bis ins hohe Alter wandeln und sein Leben immer wieder neu gestalten. Nur Mut: Sich zu wandeln gleicht oft dem Schlüpfen aus dem Schmetterlingskokon!

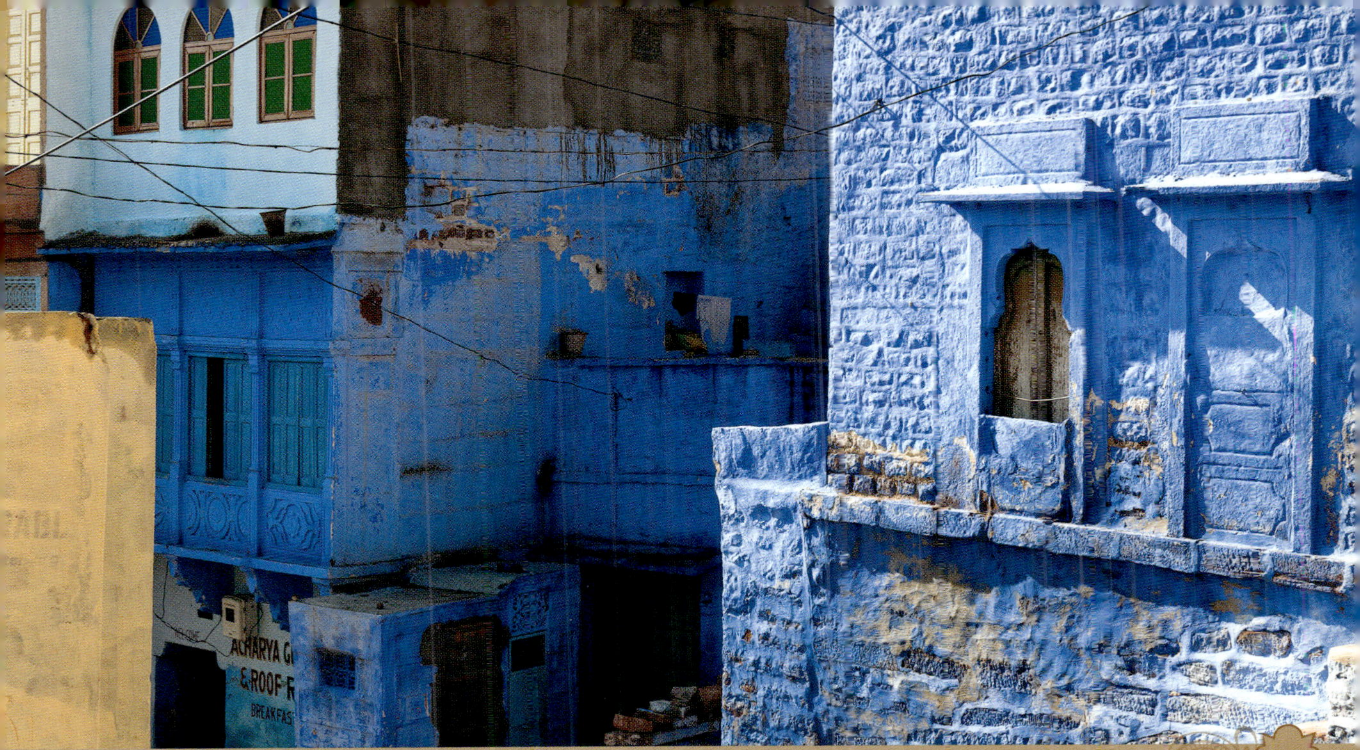

Unser Gehirn ist eine Baustelle,

und zwar nicht nur während der Kindheit,

sondern lebenslang. GERALD HÜTHER

Die Einstellung bestimmt das Handeln

Wie wir hilfreiche Haltungen finden können

In der Kindheit wird uns der Grundstock aller inneren Einstellungen und Glaubenssätze vermittelt, mit denen wir durchs Leben gehen. Sie bestimmen, ob wir die Welt und uns selbst eher positiv oder negativ wahrnehmen, wie wir mit Herausforderungen umgehen und unser Leben gestalten. Der Yoga möchte uns helfen, die inneren Einstellungen zu verändern, die uns immer wieder leidvolle Erfahrungen bescheren.

Neue Einstellungen finden: Beobachten Sie sich achtsam und wohlwollend während Ihrer Yogapraxis. Welche inneren Einstellungen zeigen sich, wenn Ihnen etwas gut gelingt beziehungsweise wenn Ihnen etwas Mühe macht? Was sagen Sie sich dann? Welche Glaubenssätze über Sie selbst tauchen auf? Finden Sie heraus, welche inneren Haltungen Ihnen helfen, gelassen mit Schwierigkeiten umzugehen, und mit welchen Sie sich immer wieder das Leben schwer machen.

Dehnen Sie dann Ihr Beobachten auf Ihren Alltag aus. Vor allem Situationen, in denen es deutlich »knirscht«, sind sehr aufschlussreich: Hier können Sie all den Ansichten begegnen, mit denen Sie sich Leid erschaffen.

Werden Sie so zum stetigen und achtsamen Beobachter Ihrer inneren Einstellungen. Finden Sie neue Glaubenssätze, die Ihre Sichtweise verändern und Sie unterstützen – zum Beispiel, dass Schwierigkeiten Lehrer sind, die Ihnen erlauben zu zeigen, was alles in Ihnen steckt.

Die Entscheidung, welche Ihrer Einstellungen Sie weiter pflegen und welche Sie erneuern wollen, liegt bei Ihnen. Und haben Sie Geduld mit sich, denn es bedarf vielfacher Wiederholung, bis sich eine neue innere Haltung festigt.

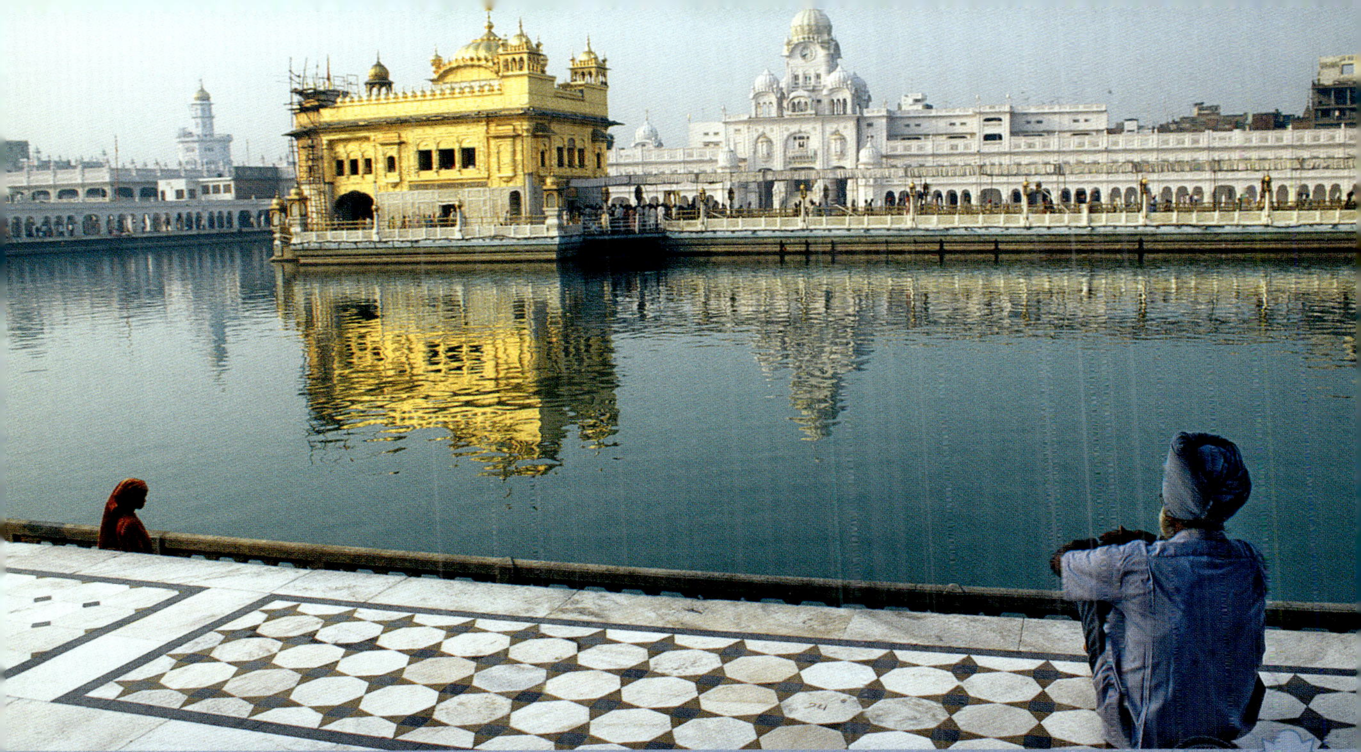

Jede unserer ***inneren Einstellungen*** *kann uns Probleme bereiten oder aber dazu beitragen, dass wir glücklicher werden.* YOGA-SUTRA 1.5

Begierden und Abneigungen

Wie wir sie beherrschen lernen

Die Kraft unserer Begierden hält uns am Leben; sie lässt uns offen und neugierig sein. Unsere Abneigungen schützen uns vor dem, was uns schaden könnte. Diese beiden so hilfreichen Kräfte kehren sich aber gegen uns, wenn wir sie nicht zu beherrschen lernen, sondern wenn wir von ihnen beherrscht werden.

Die inneren Beweggründe erkennen: Begierden und Abneigungen beherrschen uns, sobald wir denken, dass wir (endlich) glücklich wären, wenn wir etwas Bestimmtes hätten: einen anderen Körper, mehr Geld, eine bessere Gesundheit, den idealen Partner … Oder dass es uns besser ginge, wenn wir etwas Bestimmtes nicht hätten: Trennung, Krankheit, Vergänglichkeit …

Wenn Sie etwas haben wollen: Denken Sie, dass Sie der Besitz wirklich glücklicher machen würde? Erinnern Sie sich an Situationen, in denen Sie bekommen haben, was Sie wollten. Wie lange hielt Ihr Glücksgefühl an? Wie bald tauchte ein neuer Wunsch auf? Ist das, was Sie sich wünschen, auch wirklich das, was Sie brauchen?

Wenn Sie etwas vermeiden wollen: Welches Gefühl steckt dahinter? Stellen Sie sich entsprechende Situationen oder Asanas vor. Vielleicht ist der Hauptgrund Ihrer Abneigung Unsicherheit oder Angst? Wenn Sie mit diesen Gefühlen umzugehen lernen, können Sie viele neue Erfahrungen machen. Mehr dazu auf der folgenden Karte.

Wenn Sie Ihr Wohlbefinden nicht mehr von äußeren Faktoren abhängig machen, werden Sie zum Meister Ihrer Begierden und Abneigungen. Das wahre Glück findet sich immer nur in uns: in einem friedlichen, liebevollen und mitfühlenden Geist.

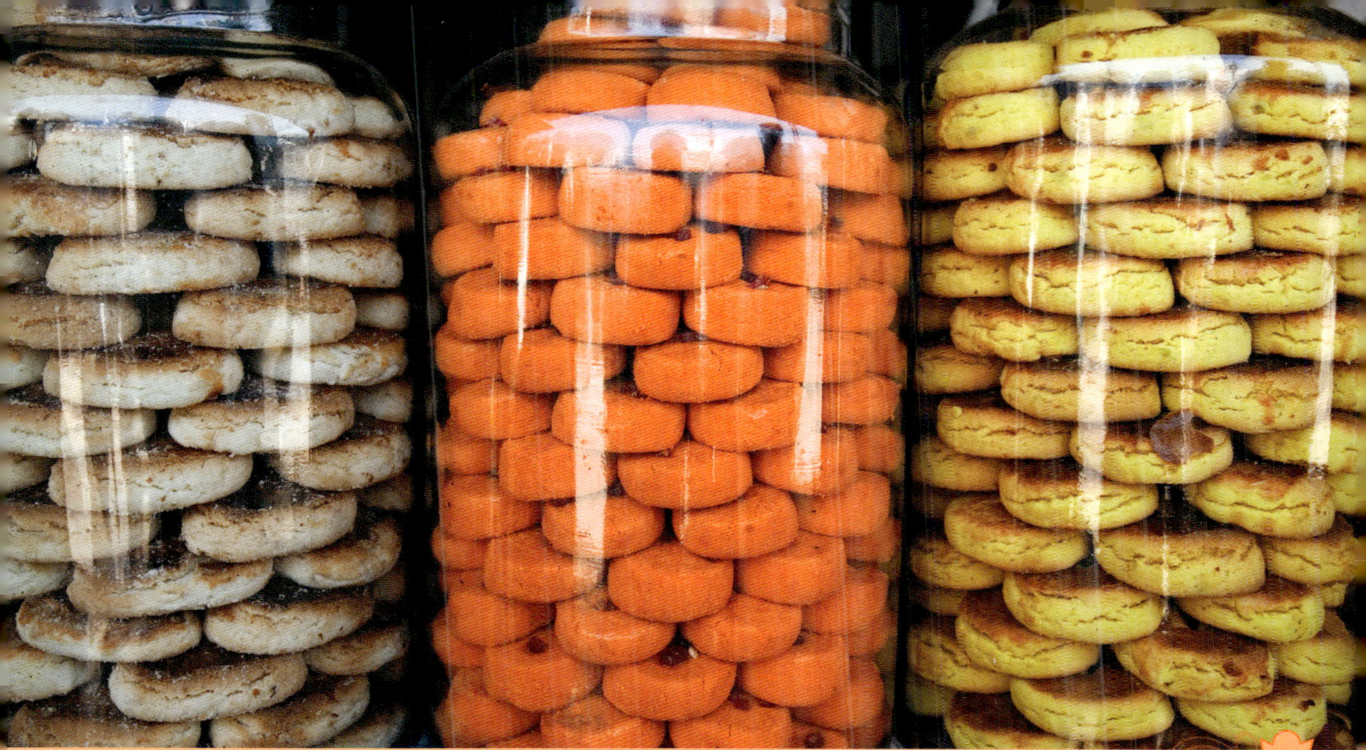

Fälschlich darauf zu bauen, dass uns etwas **glücklich** *macht, ist der Grund der Begierde. Fälschlich darauf zu bauen, dass uns etwas* **unglücklich** *macht, ist der Grund der Abneigung.*

YOGA-SUTRA 2.7–8

Unsicherheit und Angst

Sich mit den eigenen Ängsten anfreunden

Wie Begierden und Abneigungen sind auch unsere Ängste im Grunde genommen dazu da, um uns zu schützen. Unsicherheit und Angst lehren uns, vorsichtig und achtsam zu sein und unüberschaubare Risiken zu meiden. Menschen ohne Angst leben jedenfalls deutlich gefährlicher und können Risiken meist nicht richtig einschätzen.

Probleme entstehen erst, wenn Unsicherheiten und Ängste uns zu beherrschen beginnen und wir sie nicht mehr »in den Griff kriegen«. Dann engen sie uns ein und nehmen uns den Raum, in dem wir uns erproben und wachsen könnten.

Gespräche mit der Angst: Lernen Sie Ihre Unsicherheiten und Ängste kennen. Jedes Mal, wenn Sie merken, dass sie sich melden, suchen Sie eine Möglichkeit, kurz innezuhalten und die Angst zu fragen: »Wovor willst du mich beschützen?«

Fragen Sie Ihre Unsicherheit, was sie befürchtet. Bitten Sie sie, sich das schlimmstmögliche Szenario auszumalen. Wahrscheinlich wird ihr gar nicht so viel einfallen.

Sprechen Sie mit Ihren Gefühlen von Unsicherheit und Angst. Respektieren Sie, dass sie immer bei Ihnen sind, und ehren Sie das, was sie Ihnen an Schutz und Sicherheit geben wollen. Fragen Sie Ihre Angst, was sie braucht, um sich zu beruhigen. Machen Sie ihr aber auch klar, dass es wichtig im Leben ist, mal etwas zu wagen, um über Ihre bisherigen Grenzen hinauswachsen zu können.

Sobald Sie mit Ihren Ängsten und Unsicherheiten sprechen, verlieren diese an Macht. Auf diese Weise können Sie lernen, Gefühle, die Sie eingrenzen und klein machen wollen, besser zu beherrschen und dadurch ein freieres Leben zu führen.

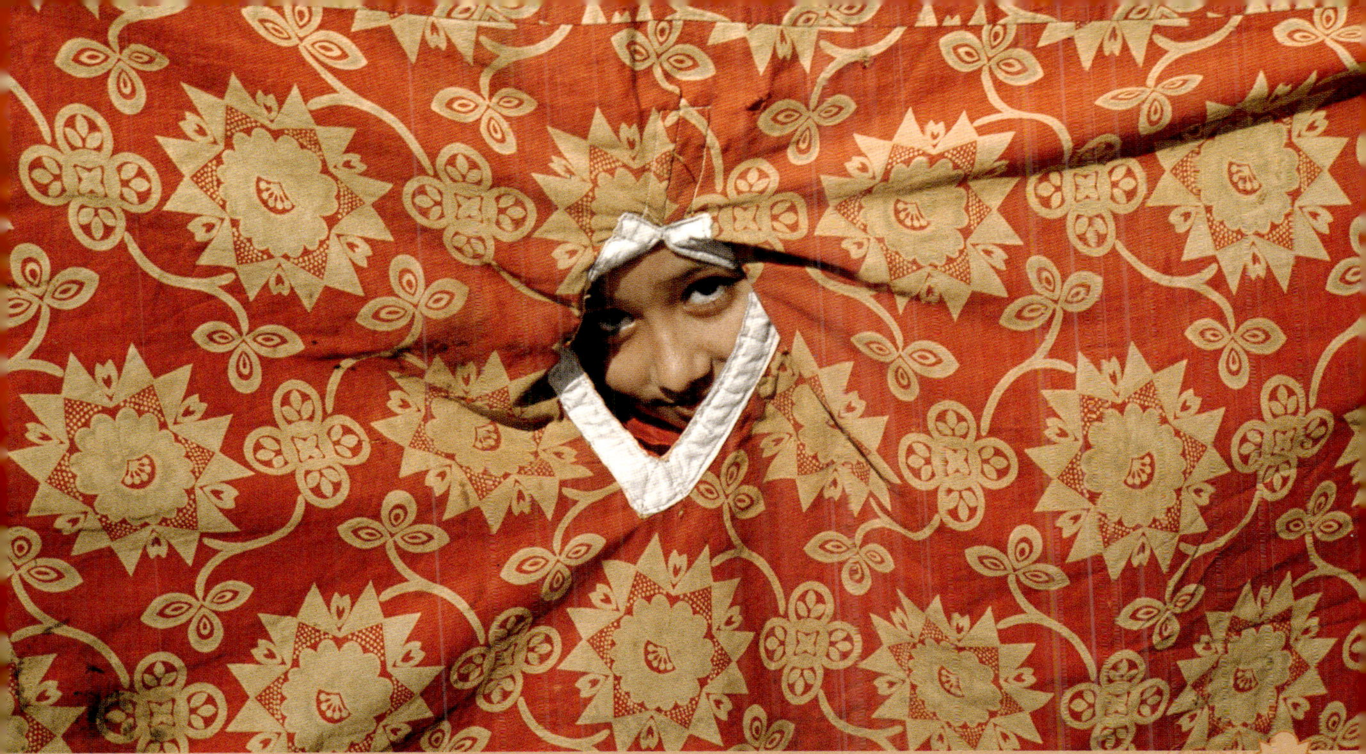

Tief sitzende ***Unsicherheit*** *ist ein angeborenes Angstgefühl*
vor der Zukunft. Sie wohnt jedem Menschen inne,
selbst dem Weisen. YOGA-SUTRA 2.9

Erkennen, was uns behindert

Was stellen Sie sich selbst in den Weg?

Der Yoga lädt uns ein, anzuerkennen, dass die meisten Hindernisse in uns selbst entstehen, denn oft sind es unsere inneren Widerstände, aus denen heraus sie sich bilden. Wenn wir sie als uns innewohnende Kräfte anerkennen, können wir lernen, sie zu beobachten, sie zu mindern und eines Tages vielleicht sogar zu kontrollieren.

Beobachten Sie im Alltag, wie Sie Ihre Vorhaben umsetzen. Was passiert, wenn Sie sich vornehmen, die Steuer zu machen, die Fenster zu putzen, sich gesünder zu ernähren, sich täglich mehr zu bewegen oder regelmäßig Yoga zu üben? Halten Sie in dem Moment kurz inne, in dem Sie »einknicken«, also an Schwung verlieren und nicht mehr so recht weitermachen wollen.

Notieren Sie sich dann jedes Mal, welche inneren Hindernisse gerade aktiv werden.

Das Yoga-Sutra nennt neun Hindernisse, die sich uns immer wieder in den Weg stellen. Wenn wir sie kennen, können sie nicht mehr unbewusst in uns wirksam werden. Es sind *Krankheit, Trägheit, übermäßige Zweifel, Geringschätzung unseres Tuns, Erschöpfung, Abgelenktheit, Selbstüberschätzung, Mangel an Mut oder Vision* und *Mangel an Beharrlichkeit.* Jedes dieser Hindernisse hat seine Ursache in unseren inneren Einstellungen. Diese können bewirken, dass wir in uns einen Widerstand spüren, der sich zum Beispiel in einer Erkrankung oder in Erschöpfung ausdrückt oder in dem Zweifel, ob uns etwas gelingen wird.

Stellen Sie in den nächsten vier Wochen eine Hitliste Ihrer inneren Widerstände und Hindernisse auf. So erkennen Sie, mit welchen Ihrer Gedanken und Gefühle Sie sich am meisten im Weg stehen.

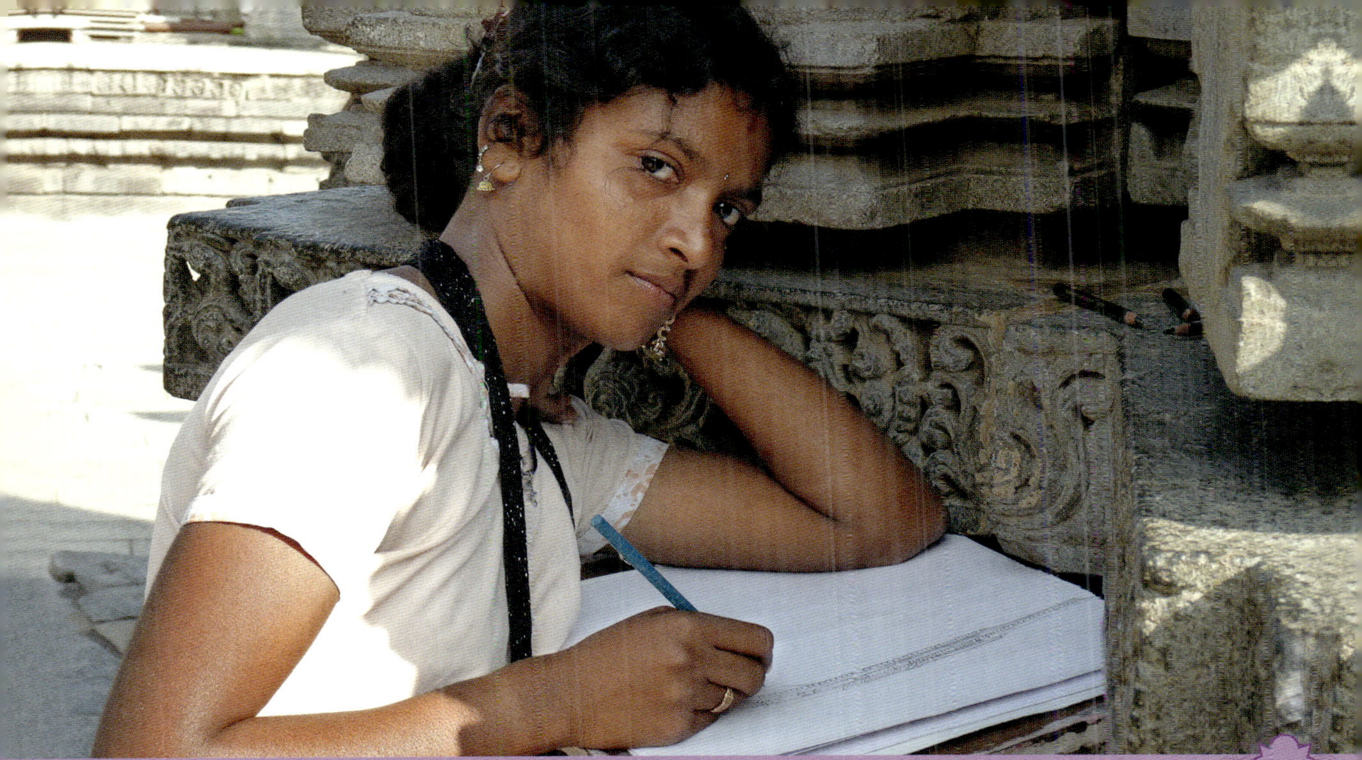

Je empfänglicher wir für **Hindernisse** *sind,*
desto schwerer fällt es uns,
Klarheit in unserem Geist zu erreichen. YOGA-SUTRA 1.30

Entschlossen Vorsätze verwirklichen

Vom souveränen Umgang mit Zweifeln

Eines der machtvollsten Hindernisse, das wir uns selbst in den Weg stellen, sind unsere Zweifel. Eigentlich ist es ja gut, wenn wir uns immer mal wieder fragen: »Was mache ich hier eigentlich? Ist es sinnvoll? Tut es mir gut?« Zum Hindernis werden die Zweifel, wenn sie ständig an uns nagen dürfen. Dabei verbünden sie sich gerne mit der Geringschätzung der eigenen Fähigkeiten oder mit der Frage, ob man das, was man sich vorgenommen hat, schaffen kann.

Kommen Sie Ihren Zweifeln auf die Spur: Notieren Sie in den nächsten Wochen all die Zweifel, die Sie wirklich behindern. Seien Sie achtsam, wenn etwas in Ihnen sagt: »Das kann ich nicht!«, »Das werde ich nie verstehen!«, »Dazu bin ich nicht geschickt/beweglich/kräftig genug!« Mit solchen Sätzen haben Sie sich sicher schon oft ausgebremst.

Versuchen Sie doch einmal eine kleine, aber hilfreiche Umformulierung! Zum Beispiel: »Das kann ich noch nicht. Aber mit etwas Zeit und Übung kann ich es sicher lernen!« Oder: »Jetzt verstehe ich das zwar noch nicht. Aber ich werde jemanden finden, den ich fragen kann und der es mir erklärt!« Oder: »Es ist noch kein Meister vom Himmel gefallen. Ich werde üben, denn Übung macht den Meister!«

Wenden Sie dieses Prinzip vor allem auf all Ihre Spezialzweifel an, die Ihnen schon lange zusetzen, und beobachten Sie, wie Sie ihnen damit den Wind aus den Segeln nehmen.

Mit solchen Ansagen werden Sie Ihre Zweifel wirkungsvoll entkräften. Dann können Sie wieder nach vorn schauen und weiter in Ruhe üben und sich ausprobieren.

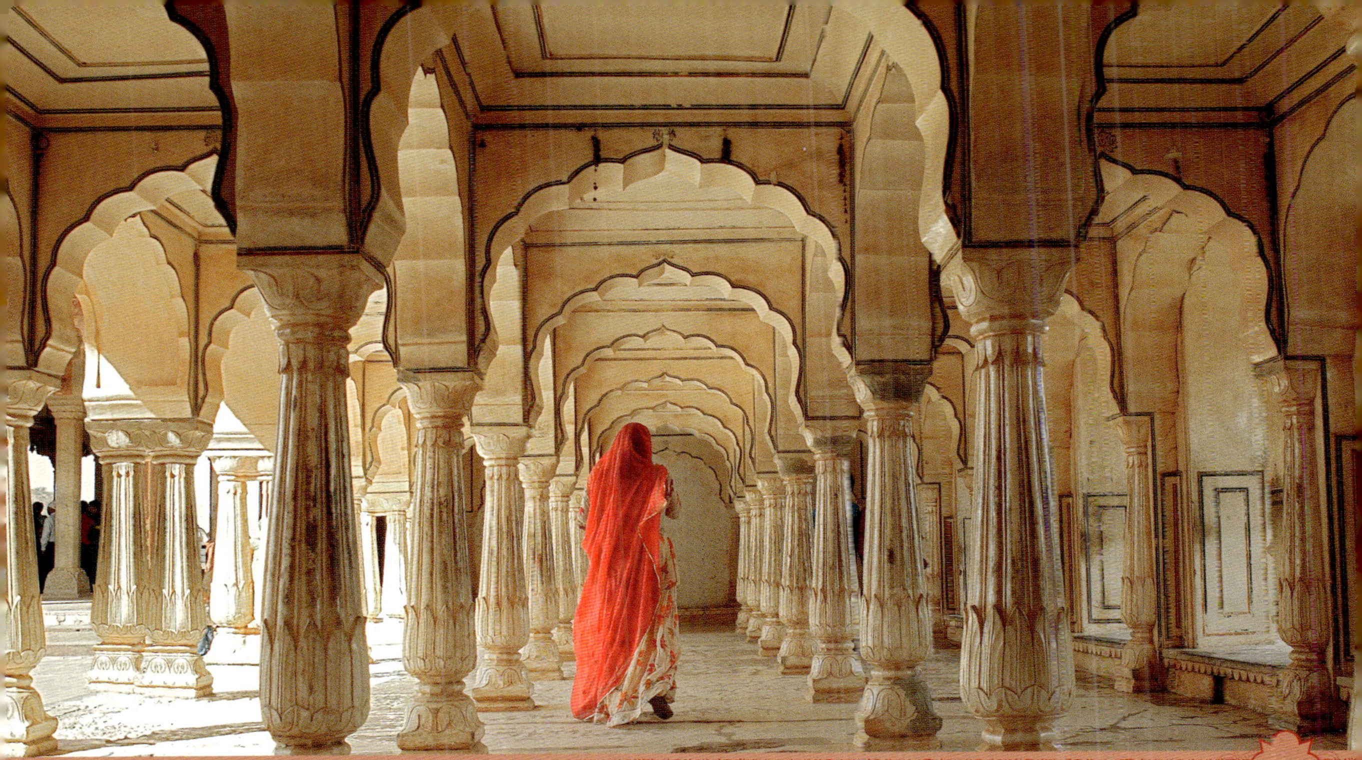

Yoga ist nicht, den Geist zu bändigen, sondern Yoga ist,
sich für eine bestimmte ***Richtung zu entscheiden***
und dieser dann kontinuierlich zu folgen. SRI KRISHNAMACARYA

Mit Unangenehmem umgehen

Zum Selbst-Coach werden

Jeder kennt Tage, an denen alles schiefläuft und die Hindernisse sich vor uns aufzutürmen scheinen. An solchen Tagen sollten wir sorgsam darauf achten, uns nicht zum Opfer dieser ungünstigen Umstände zu machen. Vielmehr sollten wir jede Situation als unseren Lehrer begreifen, als Möglichkeit, das Beste aus uns herauszuholen.

Gehen Sie achtsam durch Ihren Tag. Sobald eine Situation entsteht, die Sie stört, schauen Sie sich diese in aller Ruhe an. Vielleicht gehen Sie zur Post und treffen auf eine lange Schlange, weil wieder nur ein Schalter besetzt ist. Was stört Sie? Was ruft Ärger in Ihnen hervor? Wie reagieren Ihr Körper und Ihr Atem? Schnell werden Sie merken, dass Ihnen Ihre negativen Gefühle nicht guttun.

Nun beginnt Ihr Coaching-Programm. Fragen Sie sich: »Wie kann ich mich im Körper und im Atem wieder entspannen?« Und dann – um die Spannung zu lösen – überlegen Sie: »Wie kann ich diese Situation sinnvoll nutzen?«

Vielleicht können Sie in der Wartezeit einen Anruf erledigen, den Sie schon lange machen wollten. Vielleicht haben Sie nun endlich Zeit, in Ruhe zu überlegen, welche konkreten Schritte Sie einleiten wollen, um einem Ziel näher zu kommen? Vielleicht gibt Ihnen das Warten in der Schlange die Möglichkeit, ganz bewusst aufrecht auf beiden Beinen zu stehen und so die Yogahaltung Tadasana (Berg) einzuüben. Oder Sie können sich einmal ganz bewusst und achtsam in Geduld üben.

Als Ihr Selbst-Coach nehmen Sie das, was Ihnen eine Situation anbietet, als Herausforderung. So entziehen Sie dem, was Sie stört, den nährenden Boden und entwickeln Gelassenheit.

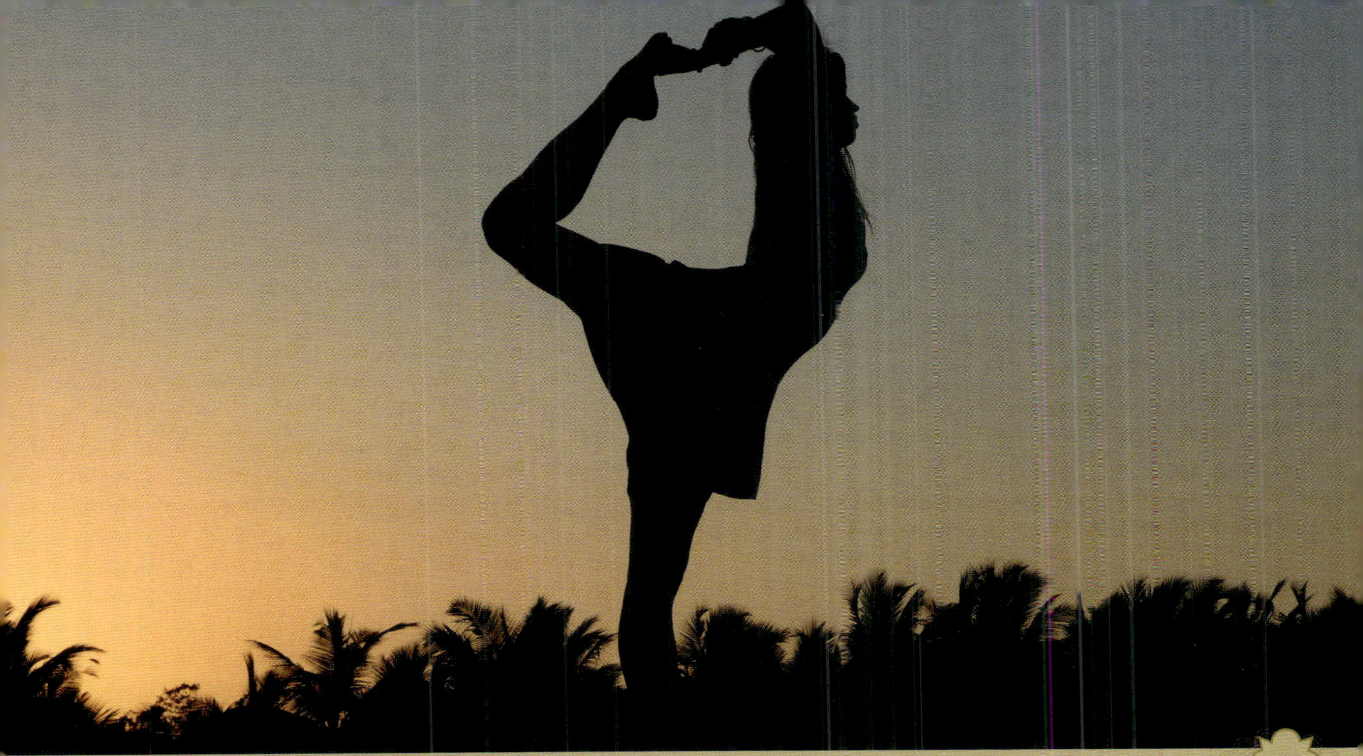

Es nützt nichts, etwas im Äußeren ändern zu wollen,
solange ich mich nicht in meinem Inneren verändere.

EBERHARD BÄRR

Vorbilder finden

Suchen Sie sich einen Lehrer!

Im Yoga wird das Wissen traditionell in einer Lehrer-Schüler-Beziehung vermittelt. Als Lehrer wird ein Mensch angesehen, der den Yogaweg schon gegangen ist und bereits eine Vielzahl von Erfahrungen mit der Erarbeitung der Asanas und in der Umsetzung der Yogalehren gemacht hat.

Den richtigen Lehrer finden: Ein Lehrer ist jemand, der weiß, wie der Yoga funktioniert und wie er in uns wirkt. Er kennt die Hindernisse und hat das Wissen, wie man mit ihnen umgeht. Ein Lehrer ist jemand, der Sie begleitet, unterstützt und ermutigt – jemand, der Ihr Potenzial sieht, der an Sie glaubt und der Sie so annimmt, wie Sie sind. Ein Lehrer ist jemand, der sich freut, dass Sie zu ihm kommen.

Wenn Sie einen Lehrer suchen, hören Sie sich um. Wenn andere Menschen gute Erfahrungen mit einem Lehrer machen, erzählen sie gerne davon. Nehmen Sie dann einige Probestunden.

Überprüfen Sie, ob die Chemie zwischen Ihnen und dem Lehrer stimmt. Können Sie ihm vertrauen? Können Sie ihn als Ratgeber und Wegbegleiter akzeptieren? Achten Sie darauf, dass der Lehrer auch Sie akzeptiert und wertschätzt. Schließlich entsteht in einer Lehrer-Schüler-Beziehung oft eine große Nähe.

Scheuen Sie sich nicht, den Lehrer intensiv zu befragen: nach Art und Dauer seiner Ausbildung, wie er selbst den Yogaweg geht, wie er den Yoga versteht und so weiter.

Geben Sie sich einige Wochen Zeit, den Lehrer und seinen Lehrstil auf sich wirken zu lassen. Wenn Ihr Bauch Ihnen sagt, dass Sie sich bei diesem Menschen nicht gut aufgehoben fühlen, suchen Sie weiter.

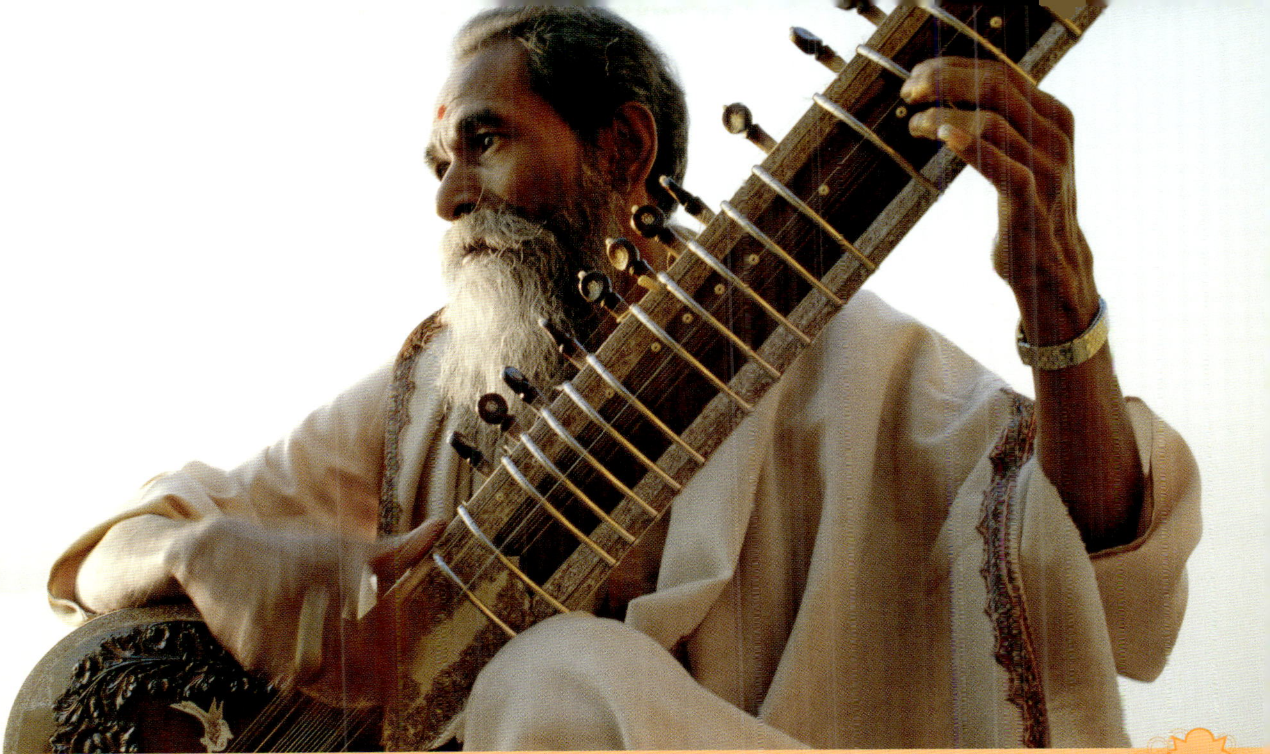

Der Kontakt zu Menschen, die ***Hindernisse*** *im Leben* ***gemeistert*** *haben, die uns selbst noch unüberwindlich erscheinen, kann eine große Hilfe sein.*

YOGA-SUTRA 1.37

Dem Leben vertrauen

Die nährende und entlastende Kraft des Atems spüren

Immer wieder hat das Leben besondere Situationen parat, in denen wir ungewöhnlich gefordert werden – manchmal bis an den Punkt, wo wir uns fragen, wie es jetzt weitergehen soll. Es sind die Tage, an denen uns alles zu viel wird und das Vertrauen in die eigene Kraft plötzlich verloren geht. Hier kann uns der Yoga eine echte Hilfe sein.

Finden Sie eine Möglichkeit, um innezuhalten – im Stehen, Sitzen oder Liegen –, sodass Sie etwa drei Minuten ungestört sind.

Richten Sie Ihre Wahrnehmung auf Ihren Atem. Beobachten Sie, wie er kommt und geht. Keiner hat ihn gerufen – und doch ist er da. Er kommt und bringt Ihnen das, was Sie brauchen: den Sauerstoff für jede Zelle Ihres Körpers, vor allem für Ihr Gehirn, das jetzt die Probleme lösen soll. Dann geht der Atem wieder und nimmt all das mit, was Sie nicht mehr brauchen und was Ihnen schadet. Jeder Ausatem entgiftet und entlastet uns. Und er schafft Raum für den neuen Einatem.

Sagen Sie sich nun mit jedem Einatem: »Ich werde genährt!«, und mit jedem Ausatem: »Ich werde entlastet!«

Spüren Sie, wie zuverlässig Ihr Atem immer für Sie da ist, dass er Sie nährt und entlastet, ohne dass Sie sich darum kümmern oder etwas dafür tun müssen. Wenn Sie dieses Gefühl zulassen, werden Sie bald wieder vertrauen können.

Sie werden vertrauen können auf die Kraft des Lebens, die sich um Sie kümmert, die Sie atmen lässt und in jedem Moment nährt und erneuert. Wenn Sie sich dieser Ihnen innewohnenden Kraft immer wieder verbinden, werden Sie bald mehr auf das Leben vertrauen und sich Herausforderungen zuversichtlich stellen können.

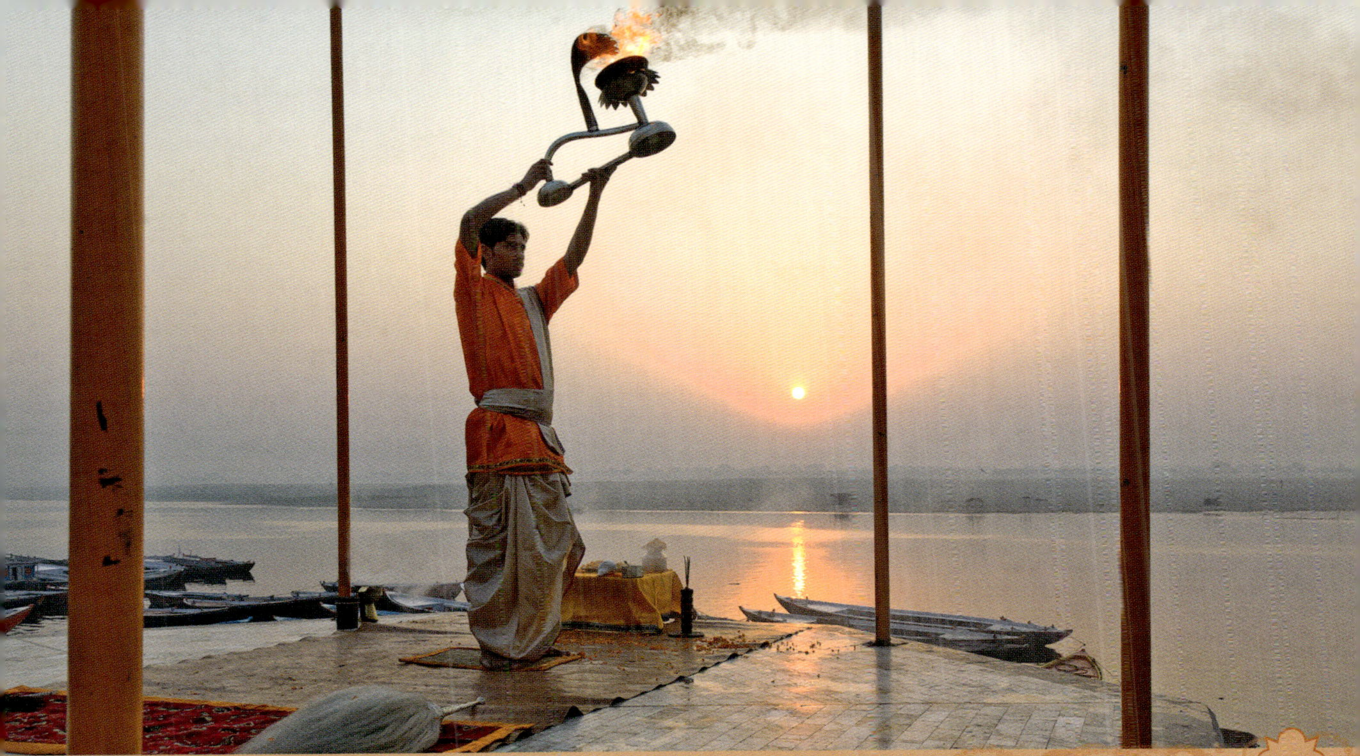

Auf den Atem zu vertrauen *heißt,*

auf das Leben zu vertrauen. MARK WHITWELL

Der eigenen Kraft vertrauen

Herausforderungen Schritt für Schritt meistern

Jeder Mensch kann viel mehr, als er sich zutraut. Oft sind diese Fähigkeiten von Selbstzweifeln überdeckt, zum Beispiel von der Überzeugung »Das kann ich eh nicht«. Günstiger ist es zu denken: »Das kann ich noch nicht.« Und so darauf zu vertrauen, dass ich etwas lernen kann, dass ich Fähigkeiten erwerben kann und dass ich die Kraft in mir habe, ein Potenzial zu entfalten und zu wachsen.

Ein Asana als Übungsfeld: Finden Sie ein Asana – zum Beispiel den Kopfstand –, das Sie gerne lernen möchten, das Sie sich bisher aber nicht zugetraut haben. Stellen Sie sich vor, wie Sie sich mit geduldigem, regelmäßigem und motiviertem Üben dieses Asana allmählich erarbeiten werden.

Üben Sie zu Beginn am besten mithilfe eines Buchs und/oder eines Lehrers, um sich eine geeignete Vorgehensweise und Technik zeigen zu lassen. Und dann machen Sie regelmäßig all die Vorübungen – zum Beispiel das Kräftigen der Schultermuskeln und Strecken der Brustwirbelsäule – und alle Übungsschritte, die Ihren aktuellen Möglichkeiten angemessen sind. Das wird an einigen Tagen gut klappen und an anderen vielleicht gar nicht.

Üben Sie, den Rückschlägen mit Geduld und Gleichmut zu begegnen. Machen Sie sich immer wieder bewusst: »Ich bin ein Meister, der übt!«, und erfahren Sie Ihre innere Kraft, auch Rückschläge einstecken zu können.

Wenn Sie an sich zweifeln, erinnern Sie sich daran, welche schwierigen Herausforderungen Sie schon gemeistert, was Sie schon alles aus eigener Kraft gelernt und erschaffen haben. Nähren Sie so das Vertrauen in sich selbst. Damit werden Sie sich selbst ein guter Coach!

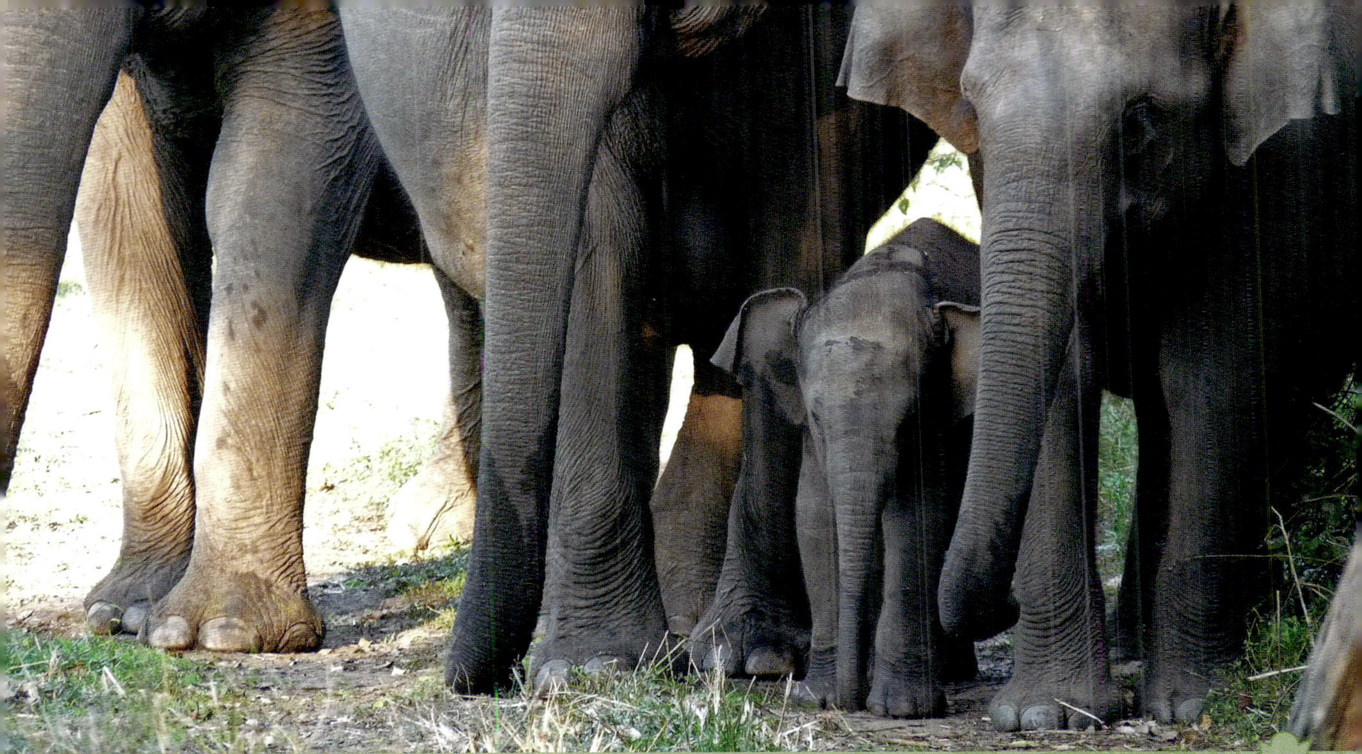

Es ist Vertrauen, das uns die notwendige Kraft gibt,
Widerstände erfolgreich zu überwinden und weiterzugehen,
ohne die Richtung aus den Augen zu verlieren. YOGA-SUTRA 1.20

Der Intelligenz des Körpers vertrauen

Ihr Körper ist Ihr Lehrer

Die Yogis wussten es schon lange: Jede Zelle unseres Körpers ist bewusst und verfügt über eine ihr eigene Intelligenz. Deshalb weiß jede Muskelzelle, wie viel Anspannung oder Dehnung gut für sie ist. Da die meisten Zellen unseres Körpers dabei ohne die Oberaufsicht des Gehirns auskommen, spricht man heute gerne von einer Körperintelligenz.

Nutzen Sie die Asana-Praxis, um diese Intelligenz erkennen und verstehen zu lernen, denn beim Üben schulen und verfeinern Sie Ihre inneren Sinne, vor allem den Sinn der Selbstwahrnehmung.

Achtsames Üben: Seien Sie sich selbst in Ihrer Asana-Praxis ganz zugewandt. Wenn Sie zum Beispiel in eine Vorbeuge gehen, lauschen Sie nach innen und versuchen Sie, die Stimme Ihres Körpers zu hören. Sie wird Ihnen ganz genau sagen, wie weit Sie sich vorbeugen können, ohne sich zu überdehnen oder aber zu unterfordern. Gewöhnen Sie sich an, diese innere Stimme immer genauer und feiner zu hören. Vertrauen Sie sich der Intelligenz Ihres Körpers an, der trotz aller Erziehung und Konditionierung immer noch am besten weiß, was Ihnen guttut – und was nicht.

Stellen Sie bewusst alle Konzepte zurück, die Ihnen sagen, wie ein Asana auszusehen hat, und finden Sie so zu Ihrer ganz eigenen und natürlichen Übungspraxis, in der Sie sich im passenden Maße fordern und fördern.

Es heißt, dass es so viele Yogaübungen gibt, wie es Menschen gibt, denn jeder Mensch ist in seinem Üben einzigartig und unvergleichlich. Der Yoga schenkt Ihnen die Möglichkeit, sich im Üben zu begegnen und authentisch zu werden. Daraus erwachsen Ihnen mentale Stärke und Gelassenheit.

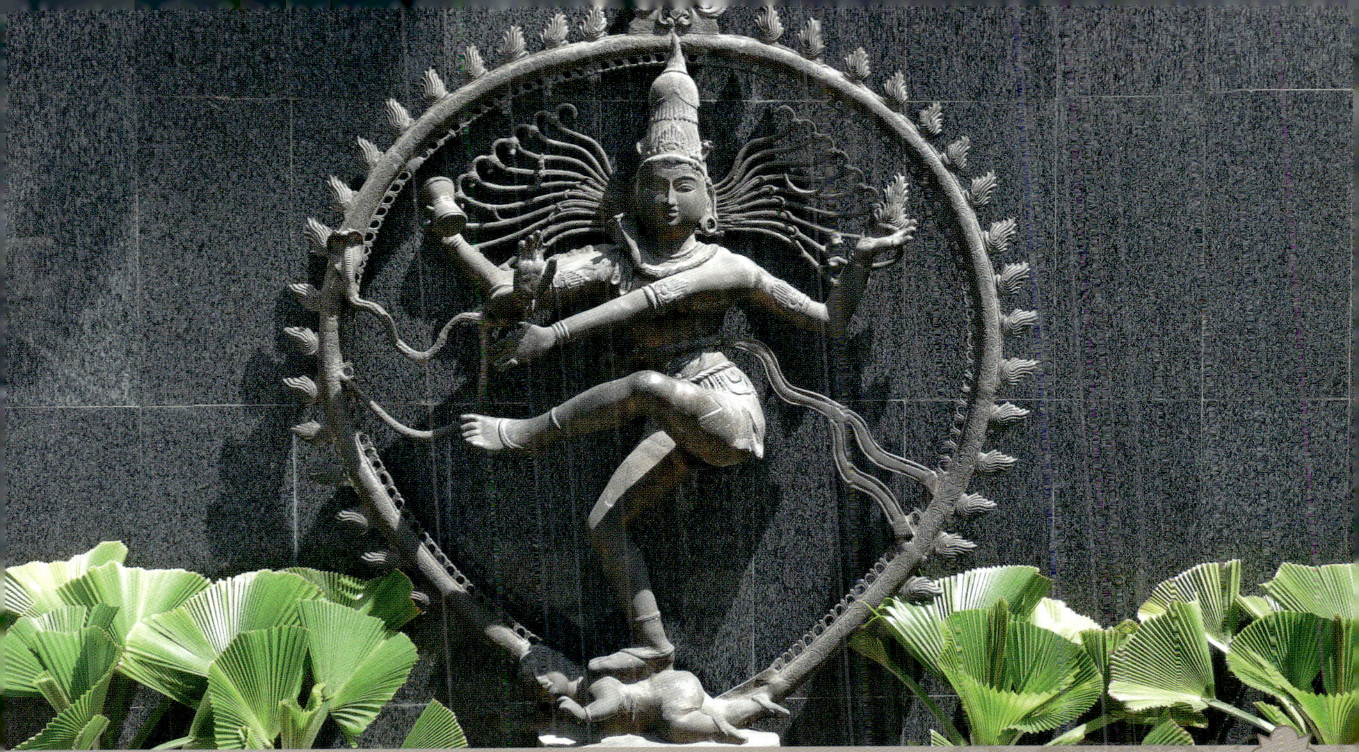

Asanas bewirken mentale und körperliche **Stabilität,**
Gesundheit *und ein Gefühl von* **Leichtigkeit.**

HATHA YOGA PRADIPIKA, 1.17

Dem Yogaweg vertrauen

Einen Weg gehen, der vielfach erprobt ist

Auch wenn wir schon länger auf dem Yogaweg unterwegs sind, werden wir uns immer mal wieder fragen: »Was mache ich hier eigentlich? Ist Yoga das Richtige für mich? Bin ich geeignet für den Yogaweg?« Dieses Hinterfragen ist sinnvoll, insofern es uns hilft, zu mehr Klarheit und innerer Ausrichtung zu finden.

Verbundenheit spüren: Machen Sie sich klar, wie viele Menschen in all den vergangenen Jahrhunderten schon den Yogaweg gegangen sind – und zu sich selbst gefunden haben. Der Yoga ist nach wie vor aktuell, weil seine Lehren und Methoden auch heute noch genauso hilfreich und förderlich sind.

Vielleicht kennen Sie Menschen, die durch ihre Yogapraxis große Hilfe erfuhren – körperlich, geistig oder seelisch –, weil sie vertraut haben und dem Yoga treu geblieben sind.

Werden Sie sich bewusst, wie oft Sie sich durchs Yogaüben schon Gutes getan und gute Erfahrungen gemacht haben. Vielleicht konnten die Lehren des Yoga Sie auch innerlich weiterbringen und Ihnen helfen, sich selbst besser zu verstehen.

Machen Sie sich bewusst, dass überall auf der Welt Menschen gerade jetzt genau diese Asanas, Atemübungen und Meditationen üben. Sie alle zusammen erschaffen ein großes und kraftvolles Energiefeld. Spüren Sie, wie Ihr Vertrauen wächst, wenn Sie sich als Teil dieser riesigen Yoga-Community sehen, die Jahr um Jahr weltweit wächst.

Yoga ist ein Übungsweg, der seit 3500 Jahren bewährt und erprobt ist – und der sich immer wieder erneuert. Wenn Sie begonnen haben, ihn zu gehen, wird er Ihnen mehr bieten, als Sie in einem einzigen Leben werden ergründen können.

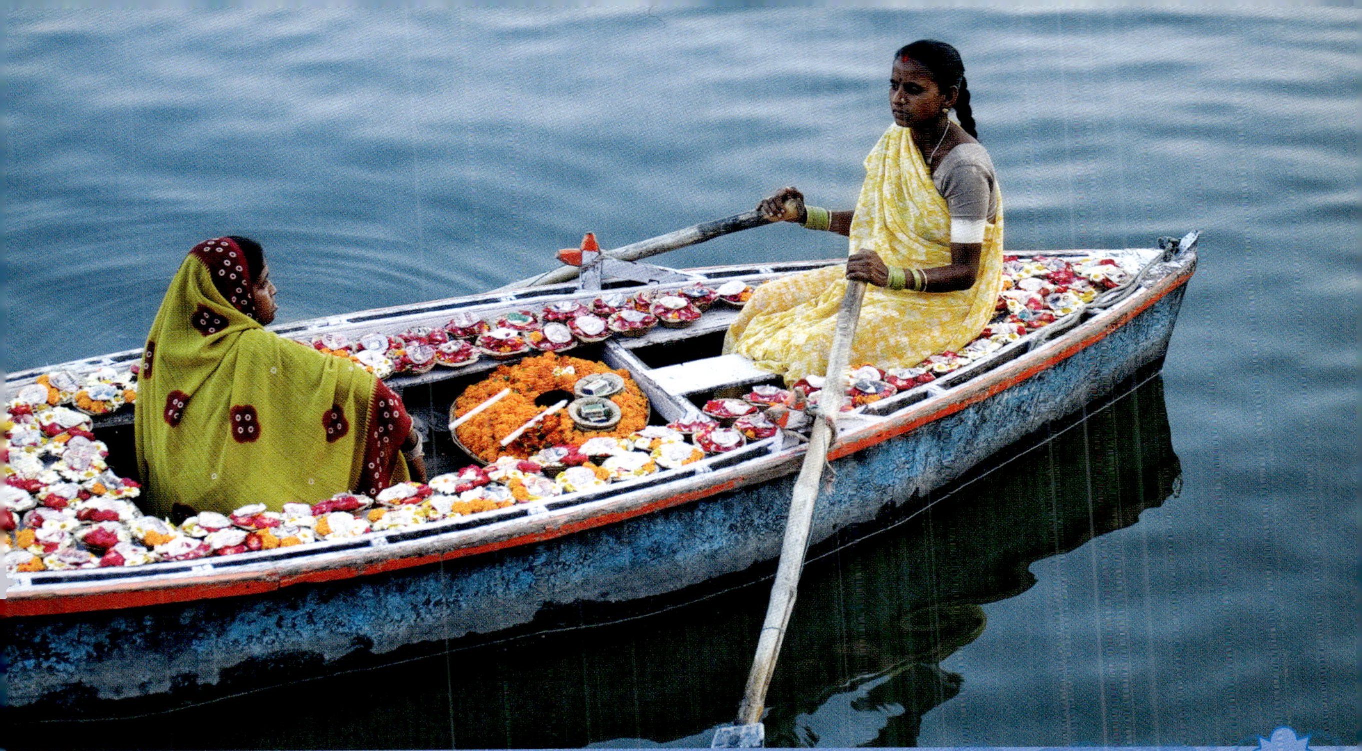

Je stärker wir das **Vertrauen** *in uns spüren*
und je intensiver unsere **Bemühungen** *sind,*
desto näher rückt das Ziel. YOGA-SUTRA 1.20

Güte entwickeln

Nehmen Sie sich so an, wie Sie sind

Güte ist liebevolle Zuwendung. Sie ist unsere Fähigkeit, einen Menschen in seinem Sosein anzuerkennen und zu respektieren. Die Güte fordert nicht und verlangt nichts. Mit einem gütigen Blick schauen wir auf uns mit unserer ganzen Lebenserfahrung, die uns sagt, dass es gut ist, auf die ordnende Kraft des Lebens zu vertrauen.

Meditation über die Güte: Setzen Sie sich bequem hin (Seite 7), und schließen Sie die Augen. Atmen Sie einige Male tief und ruhig ein und aus. Verbinden Sie sich nun innerlich mit dem Gefühl von Güte und liebevoller Zuwendung.

Betrachten Sie sich selbst mit dieser liebevollen Güte und beginnen Sie, sich so anzunehmen, wie Sie sind. Schauen Sie zuerst auf alles, was Sie an sich mögen. Und dann schließen Sie auch jene Eigenschaften in die Güte ein, mit denen Sie Schwierigkeiten haben. Wie fühlt es sich an, wenn Sie in dieser Weise auf sich schauen? Wie gut kennen Sie dieses Gefühl? Haben Sie Güte erfahren? Sind Sie gütig zu sich selbst – oder eher streng und fordernd?

Wenn Sie nicht so genau wissen, wie Sie mit Güte auf sich schauen können, denken Sie an jemanden – einen Mensch oder ein Tier –, den oder das Sie lieben. Dann geht das liebevolle und gütige Betrachten wie von selbst.

Schließen Sie die Übung nach etwa 10 Minuten mit einem tiefen Atemzug ab und versuchen Sie, etwas von diesem Gefühl der Güte und des Angenommenseins mit in Ihren Alltag zu nehmen.

Beobachten Sie, wie vieles in Ihrem Leben unbeschwerter und entspannter läuft, wenn Sie in den nächsten vier Wochen der Güte mehr Raum geben.

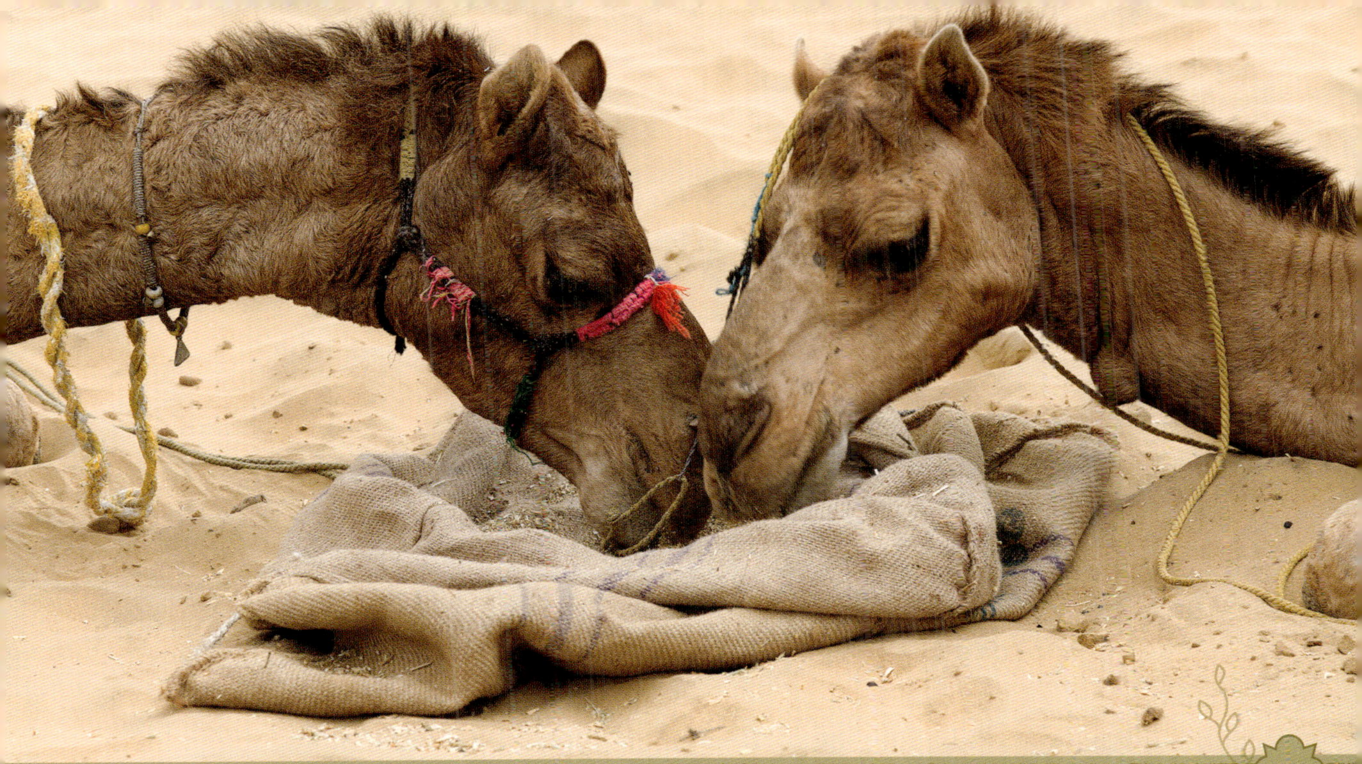

Das Einzige, was bedeutsam ist,
ist, die Liebesfähigkeit des Herzens so zu entwickeln,
dass es nichts anderes mehr empfinden kann. AYYA KHEMA

Mitgefühl entwickeln

Den Mitmenschen mit Verständnis begegnen

Mitgefühl macht vieles im Leben leichter, denn es hilft uns, sobald wir es erst einmal genügend in uns verankert haben, uns nicht mehr so häufig zu ärgern. Wenn zum Beispiel jemand unfreundlich zu uns ist, können wir das entweder persönlich nehmen und uns ärgern oder aber überlegen, was diesen Menschen wohl so plagen mag, dass er sich so unfreundlich verhalten muss.

Beobachten Sie im Alltag, was Sie denken, wenn Sie sich über andere Menschen aufregen oder ärgern – zum Beispiel, wenn sich jemand vordrängelt oder Ihnen die Vorfahrt nimmt.

Jedes Mal, wenn Sie merken, dass solche Empfindungen in Ihnen auftauchen, beobachten Sie, ob Sie sich persönlich angegriffen fühlen. Versuchen Sie dann, sich stattdessen in den anderen Menschen hineinzuversetzen und Mitgefühl für ihn zu entwickeln. Vielleicht hat der Vordrängler es wirklich eilig, und der, der Ihnen die Vorfahrt nimmt, ist gerade mit seinen Sorgen beschäftigt. Dabei ist es völlig egal, ob das, was Sie als Grund für sein Verhalten vermuten, der Wahrheit entspricht. Wichtig ist vielmehr, dass Sie Abstand davon gewinnen, auf unfreundliches Verhalten unfreundlich oder verunsichert reagieren zu müssen.

Beobachten Sie, wie schnell Ihre Verärgerung weicht, wenn Sie sich auf diese Weise in andere hineinversetzen.

Mitgefühl stellt das Befinden unserer Mitmenschen in den Vordergrund und hilft Ihnen, nicht immer alles auf sich selbst zu beziehen, sodass Sie sich nicht mehr so häufig aufregen oder ärgern müssen. So können Sie lernen, liebevolle Gelassenheit zu entwickeln.

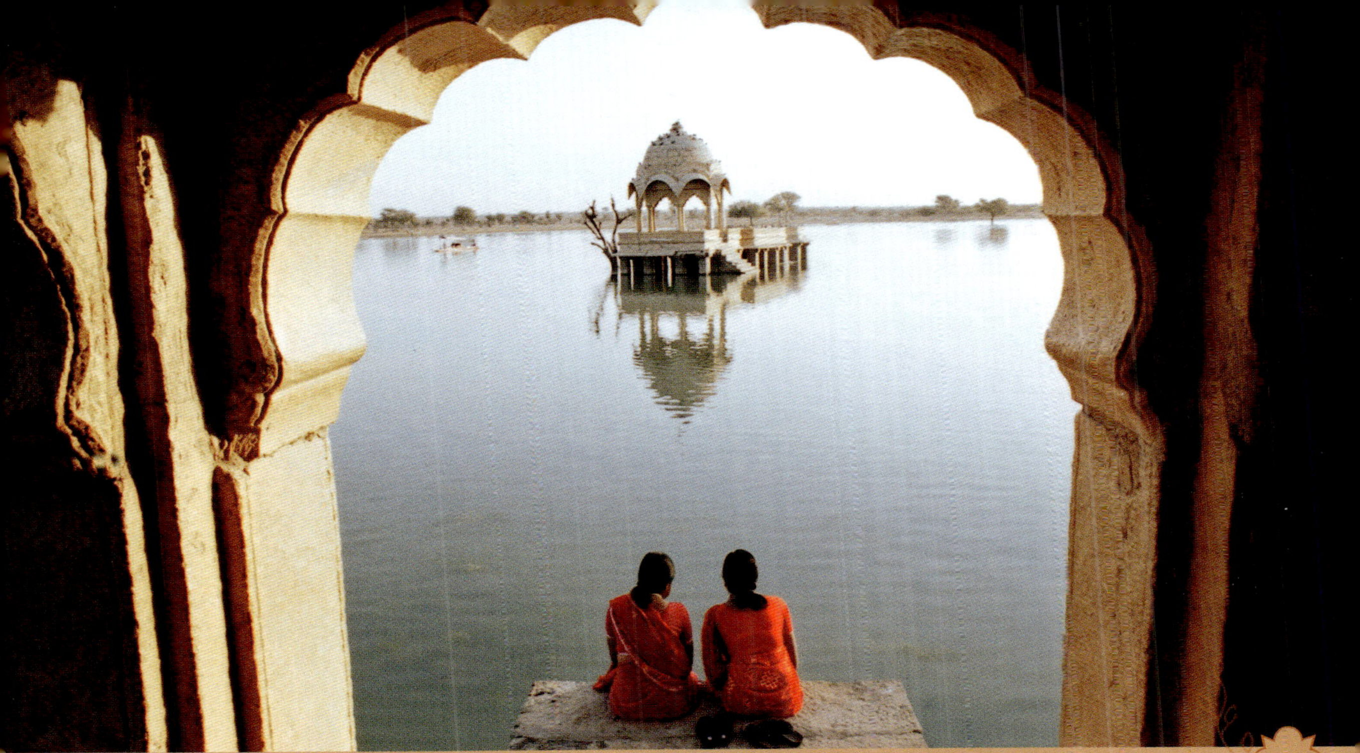

Wenn wir Mitgefühl haben für andere, dann vergessen wir uns selbst.
Wenn wir uns selbst vergessen,
können wir unmöglich ein Problem haben. AYYA KHEMA

Freude erfahren

In der Fülle leben, sich auf Fülle ausrichten

Das Zitat auf der Bildseite zeigt uns, wie wir unserem Geist eine Ausrichtung geben können, durch die er Freude erfahren kann. Es ist die Ausrichtung auf die Fülle, von der es in diesem Yogatext heißt, dass sie immer und überall da ist und vor allem, dass sie durch nichts zu mindern ist.

Die Fülle im Alltag wahrnehmen: Gehen Sie gedanklich durch Ihren Alltag und werden Sie sich all der Fülle bewusst, die Sie umgibt und in der Sie leben. Machen Sie sich bewusst, dass Sie zum Beispiel einen geschützten Raum zum Wohnen und genügend zu essen haben, dass Sie gesund sind und in Frieden leben können.

Werden Sie sich der Fülle bewusst, die in Ihnen angelegt ist: die Fülle an Talenten und Gaben und dazu die Möglichkeit, wenigstens einiges davon umzusetzen. Bedenken Sie auch, wie viel Freude Sie erfahren, wenn Sie die Fülle teilen können: wenn Sie freigiebig sind, wenn Sie Ihr Wissen weitergeben und vor allem auch dann, wenn Sie anderen helfen können.

Kultivieren Sie in sich Dankbarkeit für die Fülle der Gaben, die Ihnen gegeben wurden und die Sie teilen können. Sie werden schnell merken, dass der Dankbarkeit immer sofort die Freude folgt – nachhaltige und tiefe Freude über alles, was da ist. Und daraus erwächst auch die Mitfreude über all das, was den anderen Menschen gegeben ist.

Wenn wir uns auf die Fülle ausrichten, dann kann da kein Mangel sein. Unzufrieden sind wir oft genug nur deshalb, weil wir vergessen, wie viel uns schon in jeder Beziehung gegeben ist. Sobald wir uns aber wieder auf die Fülle besinnen, können wir zu Dankbarkeit und echter Freude zurückfinden.

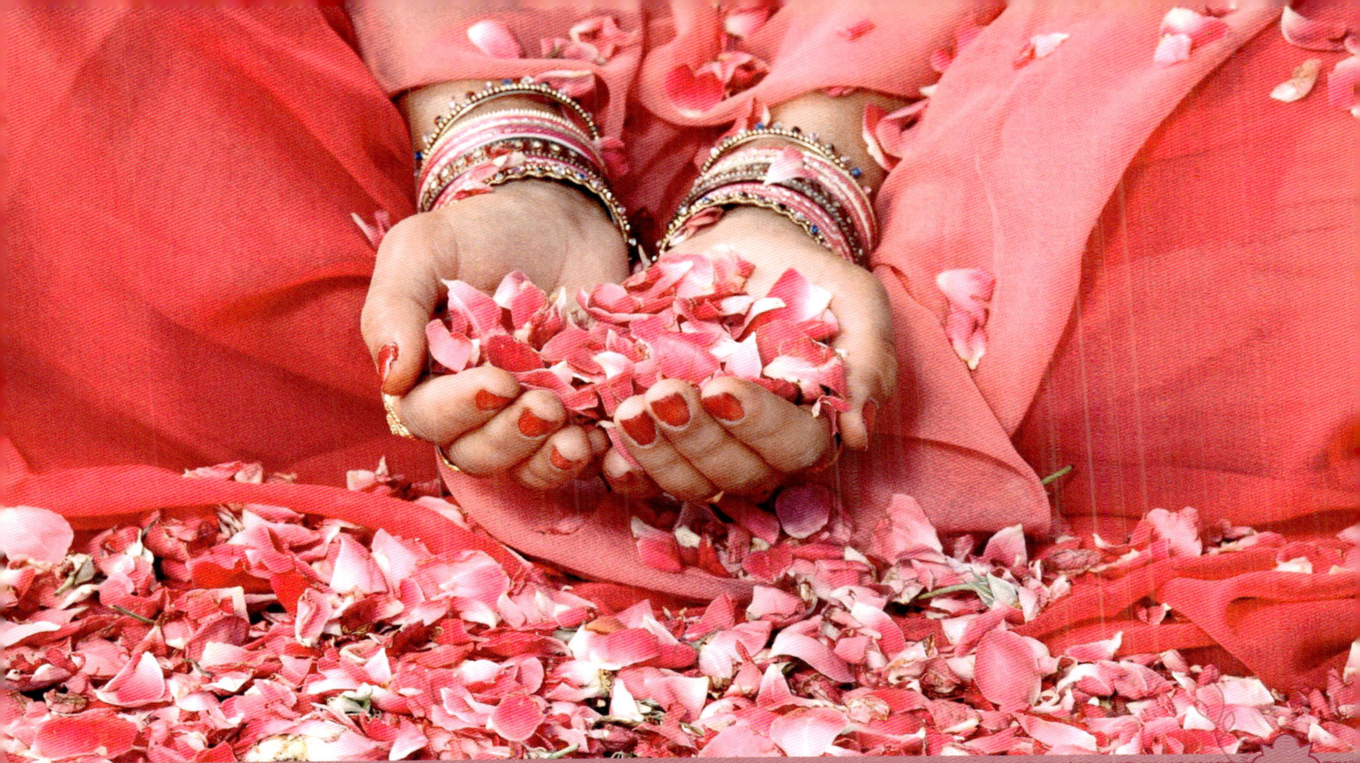

Jenseits ist Fülle, diesseits ist Fülle, aus der Fülle kommt die ***Fülle*** *hervor. Nimmt man die Fülle aus der Fülle, so bleibt nichts als Fülle.* KATHA-UPANISHAD

Geduld und Nachsicht entwickeln

Freundlich auf Fehler schauen

Geduld ist eine Fähigkeit, die unseren Geist darin unterstützt, stabil und ruhig zu bleiben. Ungeduld dagegen kann uns sehr nervös und unruhig machen. Deshalb lohnt es sich, die beiden Qualitäten Fehlerfreundlichkeit und Geduld zu entwickeln – und zwar zuallererst und vor allem mit sich selber. Wenn wir verständnisvoll und geduldig auf unsere eigenen Bemühungen schauen, können wir klar denken, gut überlegen und achtsam handeln.

Machen Sie sich bewusst, wie geduldig und fehlerfreundlich Sie mit sich umgehen. Können Sie sich Irrtümer, Missgeschicke und Fehler zugestehen? Sind Sie geduldig und nachsichtig mit anderen Menschen?

Beobachten Sie Ihren Geist, wenn Sie ungeduldig und streng mit sich oder anderen umgehen. Machen Sie sich bewusst, wie angespannt Sie gerade sind und wie Sie sich oder jemand anderen damit verunsichern.

Nehmen Sie wahr, wie Ihr Geist sich beruhigt, wenn Sie geduldig mit sich und anderen umgehen. Stellen Sie sich eine Mutter vor, die ihrem Kind bei den ersten Gehversuchen zuschaut: Sie vertraut darauf, dass es schon seinen Weg finden wird, und freut sich mit ihm über jeden kleinen Erfolg. Schlüpfen Sie gedanklich ebenso in die Rolle des Kindes, das sich ermuntert und stolz fühlt durch diese positive mütterliche Haltung, die sich auch nicht verändert, wenn es unzählige Male hinfällt.

Geduld und Nachsicht sind eine förderliche Einstellung allem gegenüber, das Ihnen gelingen soll, denn eine solche innere Haltung ist der Schlüssel zu unserem Lernen und Wachsen.

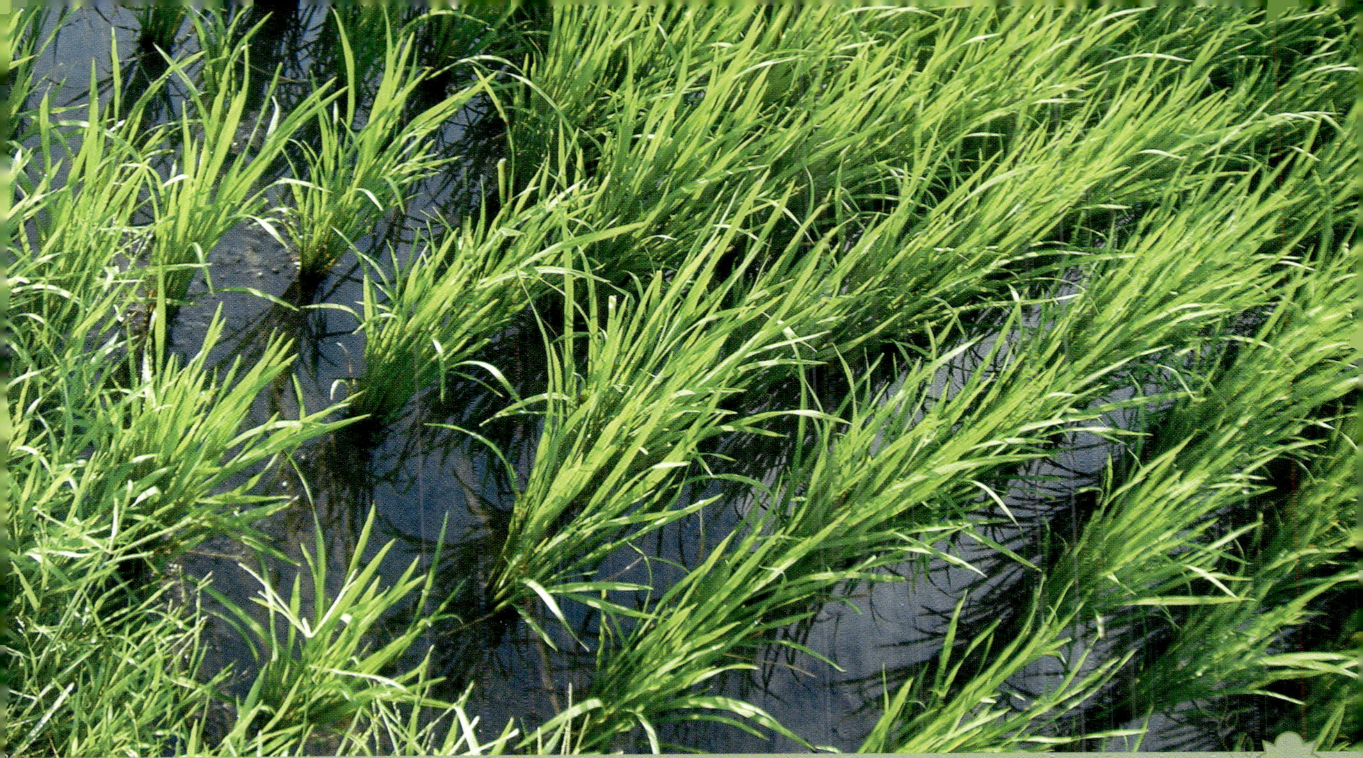

Der Reis wächst nicht schneller,

wenn man daran zieht. SINNGEMÄSS YOGA-SUTRA 4.3

Wie wir wahrnehmen

Wahrnehmung geht auch ohne Bewertung

Wenn wir mit offenen Sinnen durchs Leben gehen, werden wir unablässig mit Sinnesreizen versorgt. Unser Gehirn gleicht jeweils sofort ab, ob es das Wahrgenommene kennt und für bemerkenswert hält, und bewertet es – in der Regel als angenehm/unangenehm. Und wir regieren mit entsprechenden Gefühlen. Wenn wir diesen Mechanismus durchschauen, ersparen wir uns viel Aufregung und finden zu mehr Gelassenheit.

Meditation über das Loslassen: Nehmen Sie eine entspannte Sitzhaltung ein (Seite 7) und schließen Sie die Augen. Entspannen Sie sich innerlich und betrachten Sie in Ruhe, was geschieht. Bald werden alle möglichen Gedanken durch Ihren Geist wandern. Nehmen Sie zur Kenntnis, was sie in Ihnen bewirken. Und dann lassen Sie sie weiterziehen – wie Wolken am Himmel.

Meist wird Sie auch irgendetwas zu stören beginnen: ein Jucken, eine Anspannung, ein Geräusch. Nehmen Sie zur Kenntnis, was solche Störungen in Ihnen bewirken. Und dann lassen Sie sie los, indem Sie sich sagen: »Da ist ein Jucken. Es wird sicher gleich abklingen.« Oder: »Ah, die Heizung pfeift. Wie schön, dass es eine Heizung gibt, die mich wärmt.« Damit lösen Sie die negative, störende Wertung auf – und helfen sich, all das anzunehmen, was gerade da ist.

Beenden Sie diese »Trockenübung« für mehr Gelassenheit nach etwa 10 Minuten. Machen Sie sie möglichst täglich, damit sie Ihnen zunehmend auch im Alltag zur Verfügung steht.

Es liegt in unserer Verantwortung, wie wir etwas wahrnehmen und wie wir damit umgehen. Wir haben jederzeit die Möglichkeit, unsere Sichtweise zu verändern.

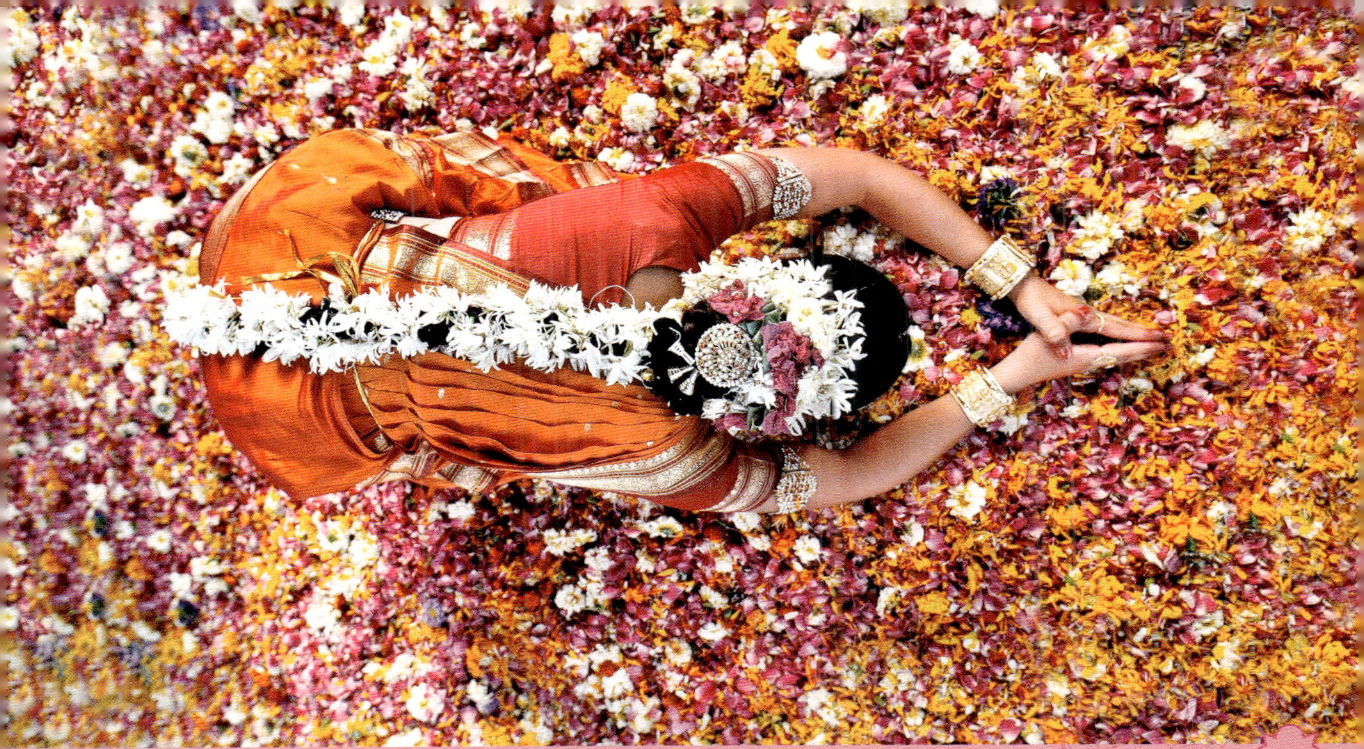

Alles Wahrnehmbare erfüllt nur einen Zweck:
Es ist dazu da, wahrgenommen zu werden. YOGA-SUTRA 2.21

Jeder blickt durch seine Brille

Mit neuen Augen aufeinander schauen

Genauso, wie wir selbst automatisch alles bewerten, was wir wahrnehmen, und mit Gefühlen darauf reagieren, geht es auch jedem anderen. Ob wir einander sympathisch sind, uns vertrauen, zueinander hingezogen fühlen oder nicht, ist nie objektiv, sondern Ausdruck der individuellen Erfahrungen und inneren Haltungen, die jede Wahrnehmung färben.

Beobachten Sie im Alltag, wie Sie auf das, was Sie wahrnehmen, reagieren. Wenn Sie sich aufregen, ärgern, ablehnend oder feindselig reagieren, spüren Sie, was sich in Ihrem Körper und beim Atem tut. Fragen Sie sich dann, warum Sie so reagieren.

Wenn Sie zum Beispiel einen Mensch spontan unsympathisch finden, erinnert er sie vielleicht einfach nur an jemanden, mit dem Sie unangenehme Erfahrungen gemacht haben. Ihr Gegenüber ist also gar nicht der wahre Grund für Ihre Gefühle. Wenn Ihnen das klar wird, können Sie ihn vermutlich mit »neuen Augen« und mehr Gelassenheit betrachten.

Beobachten Sie auch, wie Sie sich selbst von anderen wahrgenommen fühlen. Wir reagieren darauf, wie uns jemand anschaut oder in welchem Ton er spricht. Je nachdem werden wir unruhig und unsicher und fragen uns, was der andere jetzt wohl über uns denkt, wie wir wirken … Sagen Sie sich dann, dass der andere Mensch vielleicht gerade einfach gereizt oder verärgert ist. Spüren Sie genau hin, ob er wirklich Sie persönlich meint oder – wie zumeist – nicht.

Beobachten Sie, wie diese Sichtweise Ihnen hilft, gelassener mit anderen Menschen umzugehen, einfach weil Sie deren Verhalten immer weniger persönlich nehmen.

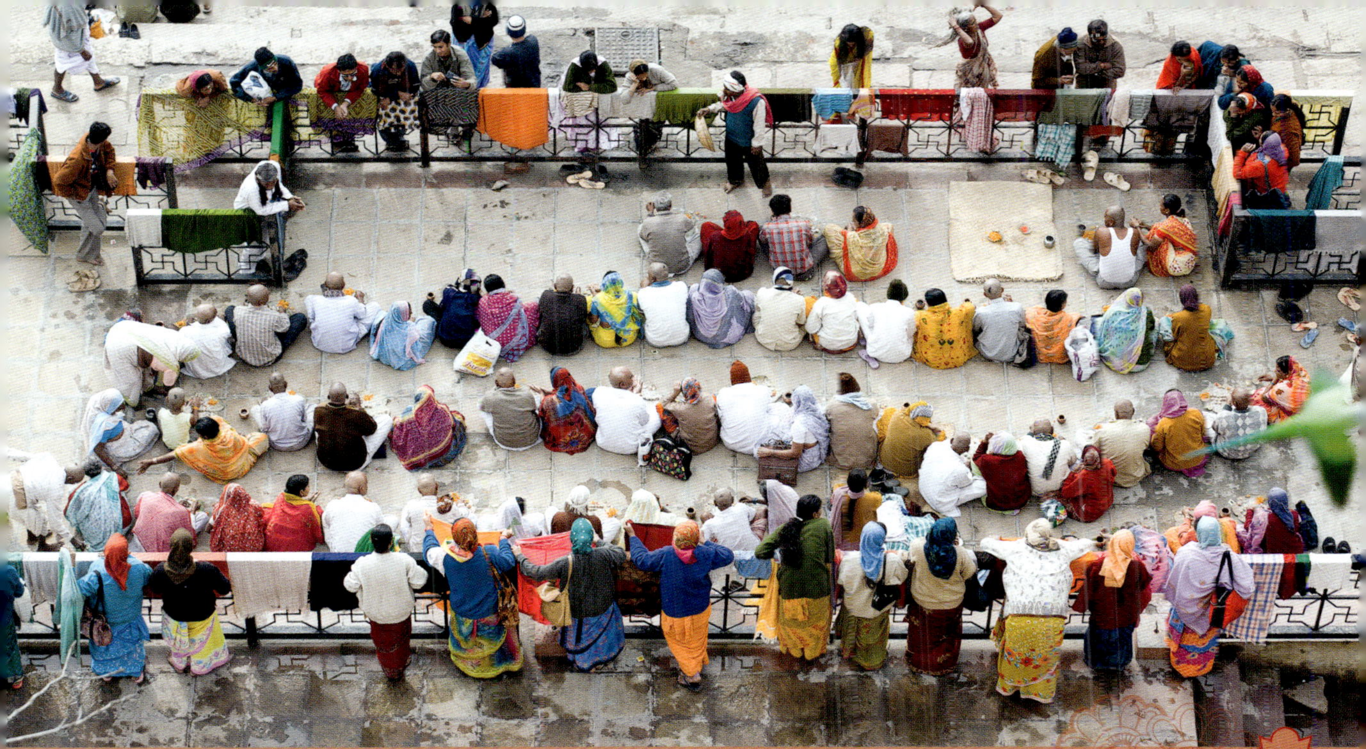

Jeder Mensch sieht die Ereignisse
durch das Prisma *der eigenen Persönlichkeit.* GERARD ELITZ

Etwas auf sich beruhen lassen

Nicht immer sofort reagieren

Immer wieder geschieht es, dass wir etwas wahrnehmen und uns darüber aufregen. Wir tun es, obwohl wir sehr gut wissen, dass wir nichts daran ändern können – zum Beispiel am Wetter oder am Verhalten anderer Menschen. Ein Schlüssel zu mehr Gelassenheit ist also zu lernen, vieles von dem, was wir wahrnehmen, einfach nur wahrzunehmen – und auf sich beruhen zu lassen.

Beobachten Sie in Ihrem Alltag, worüber Sie sich aufregen. Wenn Sie merken, dass es etwas ist, das Sie nicht ändern können, dann versuchen Sie, innerlich loszulassen.

Üben Sie ganz bewusst ein, bestimmte Verhaltensweisen, bestimmte Redensarten anderer Menschen – und zwar ganz besonders Ihrer nächsten Menschen – einmal nicht zu bemerken oder im Raum stehen zu lassen. Lassen Sie das, worüber Sie sich sonst immer aufgeregt haben, doch einfach an sich abperlen. Üben Sie ganz bewusst ein, wenn bestimmte Aussagen im Raume stehen, »sich diesen Stiefel nicht anzuziehen«.

Verzichten Sie immer mal wieder auf Entgegnungen, Widerworte oder »das letzte Wort«. Überlegen Sie einfach, ob es wirklich für Sie und Ihre Mitmenschen günstig und hilfreich wäre, wenn Sie sich einmischen und Ihre Meinung dazu sagen.

Üben Sie diese Einsicht in möglichst vielen Situationen immer wieder – bis sie Ihnen auch in schwierigen Situationen zur Verfügung steht.

Beobachten Sie, wie viel Freiheit und Autonomie Ihnen daraus erwächst, dass Sie vieles einfach mal auf sich beruhen lassen können. Etwas auf sich beruhen lassen zu können ist das wahre Lassen-Können, die wahre Gelassenheit!

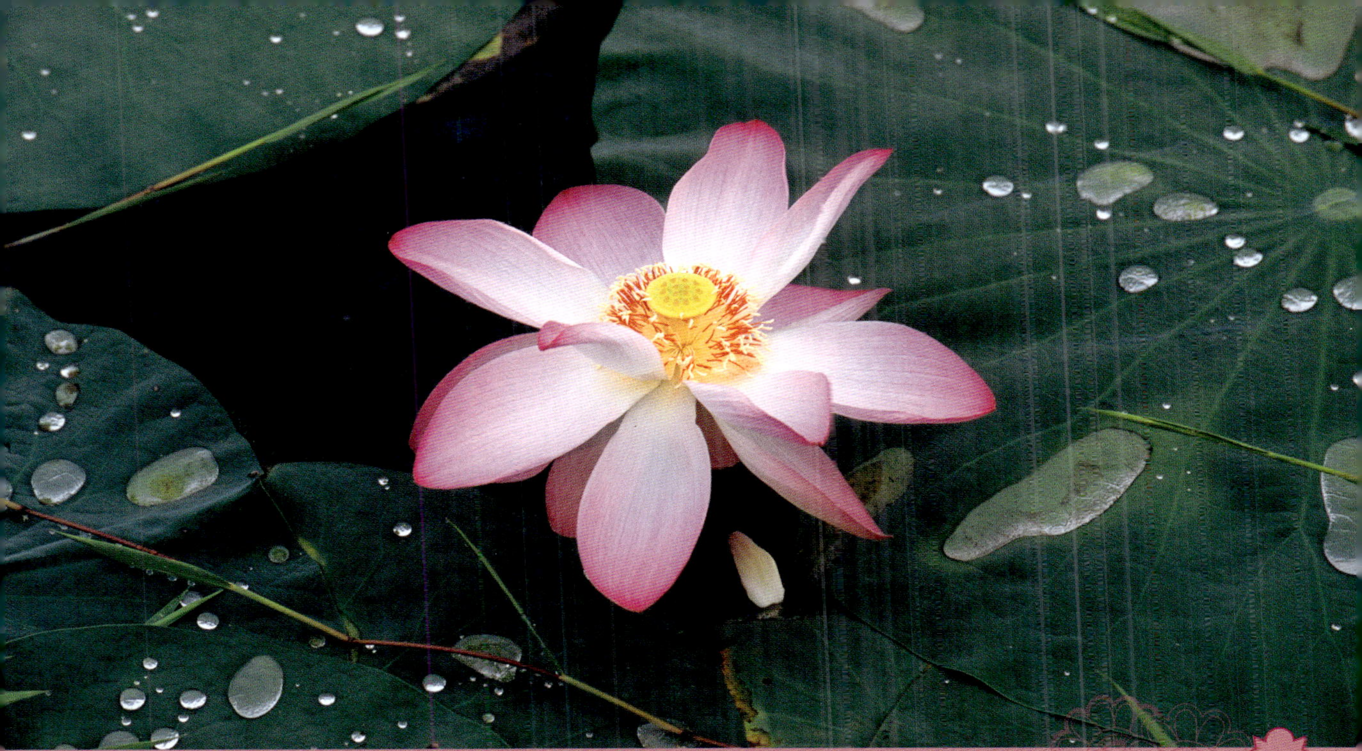

Ob ein Objekt wahrgenommen wird oder nicht,

hängt davon ab, ob in uns die Bereitschaft *vorhanden ist,*

es zu sehen. YOGA-SUTRA 4.17

Das Leben ist ständiger Wandel

Mit dem Wandel gehen

Immer wieder leiden wir, weil es uns so schwerfällt, einzusehen und zu akzeptieren, dass der Wandel das Einzige ist, das im Leben Bestand hat. Alles, was je erschaffen wurde, ist dem Wandel unterworfen oder wird vergehen. Alle Dinge, alle Wesen, alle Gefühle, alle Gedanken. Alles, womit wir uns identifizieren und was uns im Leben wichtig ist. Erst wenn wir uns auf diese Einsicht wirklich eingelassen haben, wird echte, tiefe Gelassenheit möglich.

Beobachten Sie, woran Sie »Ihr Herz hängen«: an welche Gefühle, an welche Beziehungen, an welche Menschen und Tiere und an welche Dinge. Werden Sie sich dessen bewusst, wie es Ihnen geht, wenn sich etwas verändert oder vergeht. Können Sie mit diesem Wandel gehen, oder empfinden Sie eher Widerstand und Ablehnung?

Machen Sie sich bewusst, wie oft und wie nachhaltig Sie sich selbst schon verändert und gewandelt haben. Wie haben Sie sich dabei gefühlt? Wie war es für Sie, wenn sich jemand in Ihrem Umfeld gegen Ihren Wandel gewehrt hat?

Wie erfahren Sie Ihre Vergänglichkeit? Machen Sie sich bewusst, dass Sie dadurch zwar etwas hergeben müssen, aber gleichzeitig auch etwas anderes gewinnen. Erspüren Sie, was Sie schon alles mit zunehmendem Alter und zunehmender Lebenserfahrung gewonnen haben.

Machen Sie sich bewusst, dass alles, was vergeht, Platz schafft für etwas Neues. Das ist das Gesetz des Lebens.

Wenn Sie den Wandel akzeptieren, strömen Sie ruhig und gelassen mit dem Leben – das Sie im Wandel immer wieder neu erschafft.

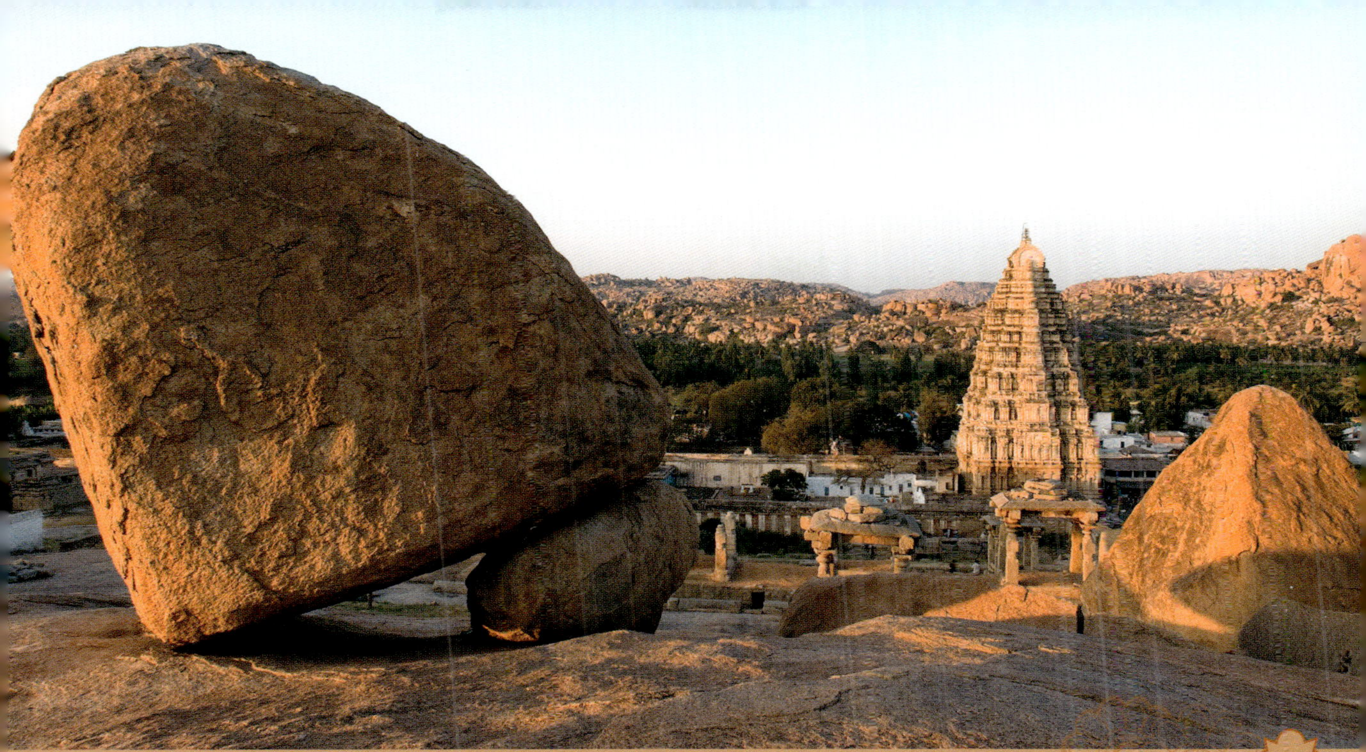

Der Weise nimmt das Leiden an, denn Leiden wird leicht ausgelöst:
durch die ***Vergänglichkeit*** *von allem –*
auch von wertvollen oder dauerhaften Dingen. YOGA-SUTRA 2.15

Inneren Frieden finden

Einübung von innerem Frieden und Ruhe

Der Yoga möchte uns helfen, den Zustand der Zufriedenheit und Friedfertigkeit einzuüben, damit wir auch unter schwierigen Umständen Gleichmut bewahren. Am besten üben wir uns darin, wenn es uns gut geht, weil dann keine Widerstände in uns auftreten. Sobald wir mit diesen Gefühlen vertraut sind, können wir sie bewusst in Erinnerung rufen, wenn uns etwas beunruhigt und nervös macht.

Ein inneres Bild als Anker: Verbinden Sie sich einmal täglich mit der Empfindung von Frieden und Ruhe – mithilfe eines inneren Bildes. Am besten gelingt das, wenn alles um Sie herum friedlich und ruhig ist, zum Beispiel früh am Morgen, in der Nacht oder am Wochenende.

Stellen oder setzen Sie sich hin und schließen Sie die Augen. Legen Sie die Hände auf den Bauch und atmen Sie ruhig und tief. Stellen Sie sich vor, Sie wären ein Fels in der Brandung oder ein starker, alter Baum, der bei Wind und Wetter ruhig und sicher dasteht – unerschütterlich in Ihrem inneren Frieden. Auch in unruhigen Zeiten kann Sie nichts aus der Ruhe bringen. Wenn Sie dennoch unruhig werden oder den inneren Frieden verlieren, atmen Sie tief durch und sagen sich: »Ich bin ein Meister, der übt!« Beenden Sie die Übung nach 10 Minuten mit einigen tiefen Atemzügen.

Kultivieren und nähren Sie dieses Bild regelmäßig, damit es sich in Ihrem Gehirn verankern kann. Wenn Sie merken, dass etwas Sie beunruhigt, versuchen Sie, zu dieser Empfindung von Frieden und Ruhe zurückzufinden.

Je geübter Sie sind, desto leichter wird es Ihnen gelingen, auch dann im inneren Frieden zu weilen, wenn die Wogen des Lebens hochschlagen.

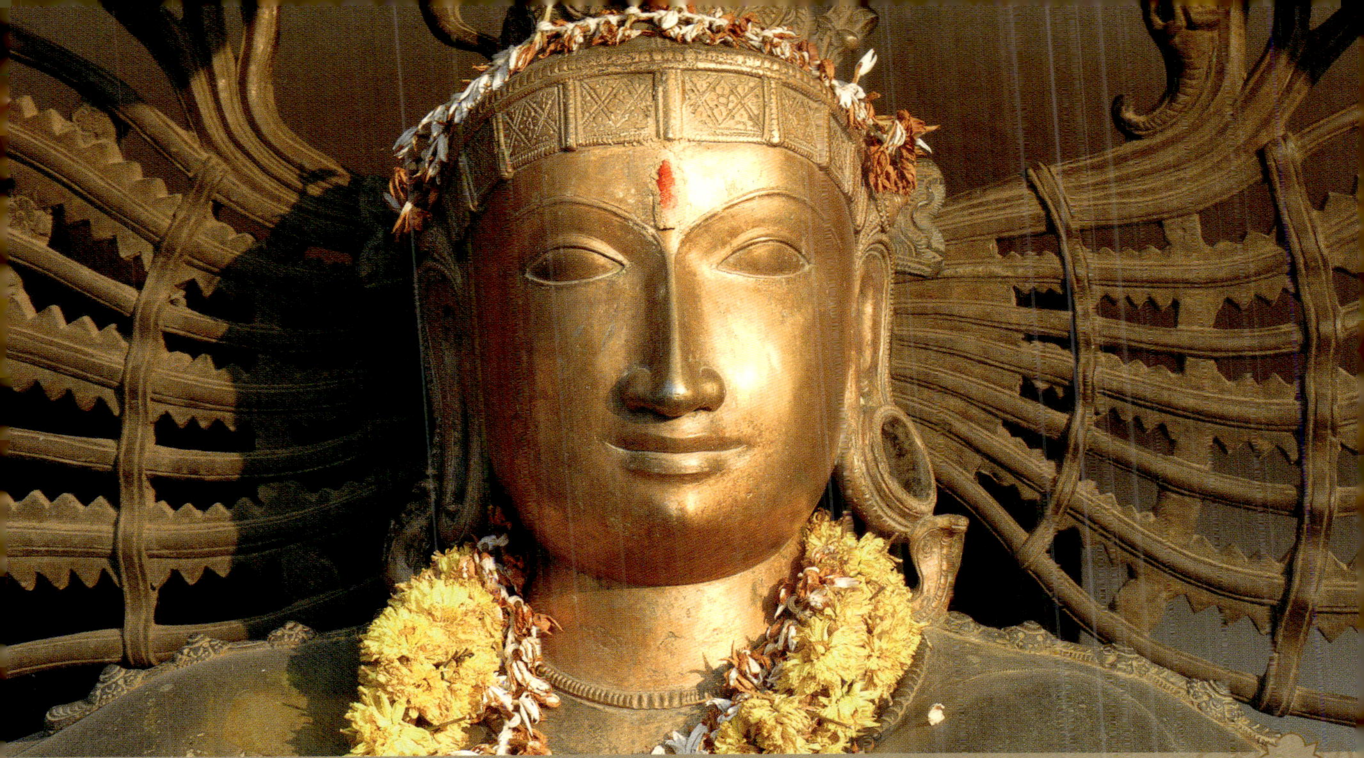

Ich wünsche mir, dass du im vollkommenen Frieden *lebst,*
sogar wenn alles zu misslingen scheint. MAHATMA GANDHI

Vom Wert der Zufriedenheit

Achten, was uns alles schon gegeben ist

Tiefe Zufriedenheit ist ein Zustand, in dem es uns an nichts mangelt, weil wir anerkennen und wertschätzen können, was uns alles schon gegeben ist. Die echte Zufriedenheit gründet sich dabei weniger auf das, was wir an Besitz angesammelt haben, denn tief in uns ahnen wir, dass uns all diese materiellen Güter schnell genommen werden können, wenn unser Leben eine unerwartete Wendung nehmen sollte.

Schreiben Sie eine Liste: Was ist Ihnen wirklich wichtig? Finden Sie heraus, wodurch Sie Ihre Lebensqualität definieren – und zwar unter allen, auch sehr bescheidenen Umständen. Vielleicht entdecken Sie ja, dass ganz einfache Gerichte (wie Pellkartoffeln mit Butter) Sie wirklich glücklich machen und dass Sie teure Lebensmittel oder sonstige Luxusgüter letztlich nicht brauchen.

An welche Ereignisse in Ihrem Leben erinnern Sie sich mit Zufriedenheit? Vielleicht an eine schwierige Prüfung, die Sie bestanden haben? Oder an kniffelige Situationen, für die Sie eine gute Lösung finden konnten?

Worauf blicken Sie in Ihrem Leben mit Zufriedenheit zurück? Was haben Sie sich schon alles erschaffen? Welche Fähigkeiten, welche Möglichkeiten, um zu wachsen und sich zu entfalten?

Welche Beziehungen und Freundschaften bereichern Ihr Leben?

Wie viel Zufriedenheit und Freude spüren Sie, wenn Sie das, was Sie haben, gerne und großzügig mit anderen teilen?

Diese Liste sollten Sie immer mal wieder anschauen und ergänzen. Besonders hilfreich ist sie, wenn Sie gerade das Gefühl haben, vom Leben benachteiligt zu werden.

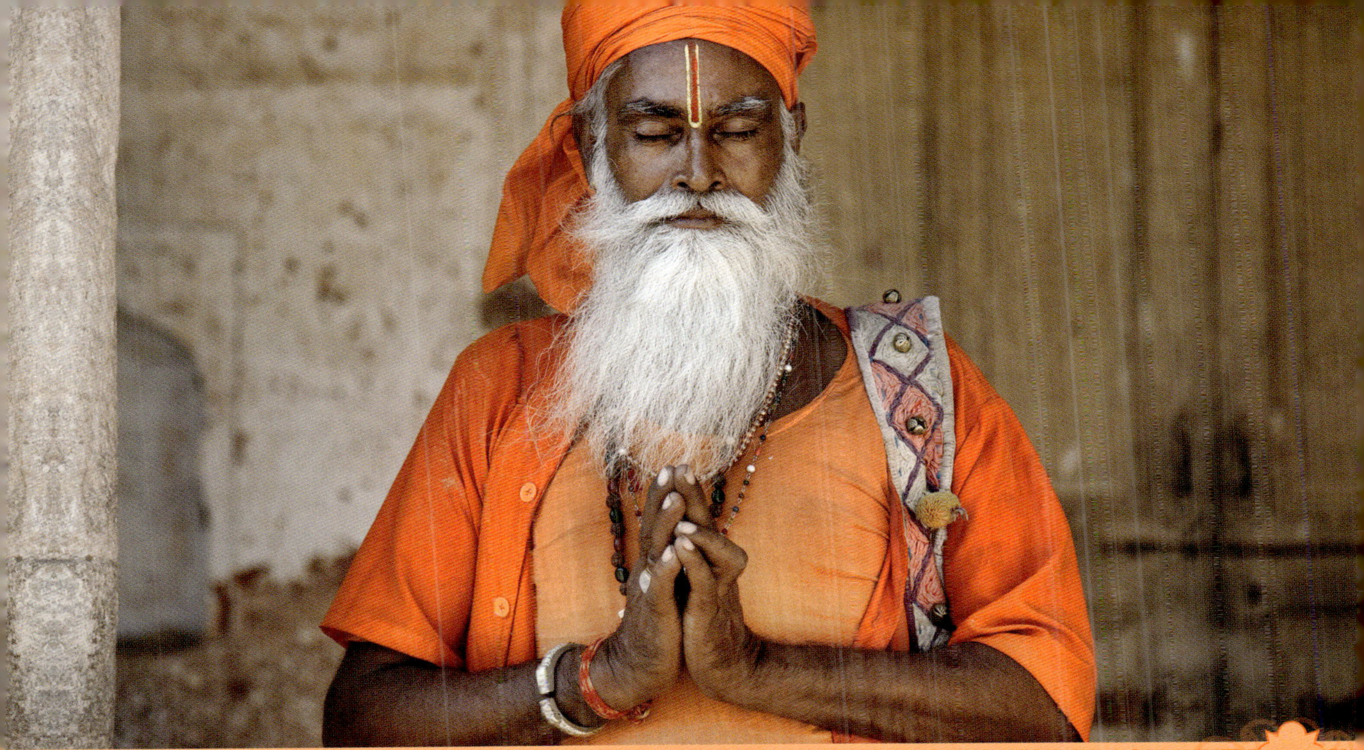

Tiefe Zufriedenheit lässt uns
grenzenloses Glück erfahren.

YOGA-SUTRA 2.42

Die Kraft der Dankbarkeit erfahren

Den Tag in Dankbarkeit beginnen

Kaum eine innere Kraft vermag uns so tief gehend und nachhaltig zu beglücken wie die Dankbarkeit. Wenn wir dankbar sind für all das, was uns gegeben wurde und was wir uns erarbeitet haben, können wir aussteigen aus dem »Immer-mehr-wollen-Hamsterrad«. Dankbarkeit für das, was schon da ist, hilft auch, die Frage zu beantworten, ob wir etwas Neues, vermeintlich Besseres wirklich brauchen. Die Antwort wird ganz oft »Nein« lauten.

Öfter mal Danke sagen: Wenn Sie morgens aufwachen, machen Sie sich bewusst, was alles für Sie da ist. Berühren Sie Ihr Bett und sagen Sie Danke, berühren Sie die warme Zudecke und sagen Sie Danke … Berühren Sie so einiges, was Ihnen ganz selbstverständlich dient, und bedanken Sie sich.

Wenn Sie dann aufstehen, machen Sie sich in Dankbarkeit bewusst, dass Sie gehen können. Nehmen Sie so all Ihre Sinne wahr – Ihr Sehen, Hören, Schmecken, Riechen und Fühlen. Wenn Sie am Morgen Yoga üben oder meditieren, danken Sie sich dafür, dass Sie einen so erprobten und heilsamen Weg gehen, um selbstverantwortlicher und bewusster leben zu können. Wenn Sie die Zeitung lesen oder Nachrichten hören, machen Sie sich bewusst, dass Sie in Frieden leben und dass Sie Ihr Leben in vieler Hinsicht selbst gestalten können.

Gehen Sie auf diese Weise durch Ihren Alltag, und schreiben Sie abends vor dem Schlafengehen mindestens fünf Dinge auf, für die Sie an diesem Tag besonders dankbar sind.

Dankbarkeit vertreibt oder lindert erwiesenermaßen Schwermut und Depression, und zwar ganz besonders dann, wenn solche quälenden Gefühle auf einem Gefühl des Mangels beruhen.

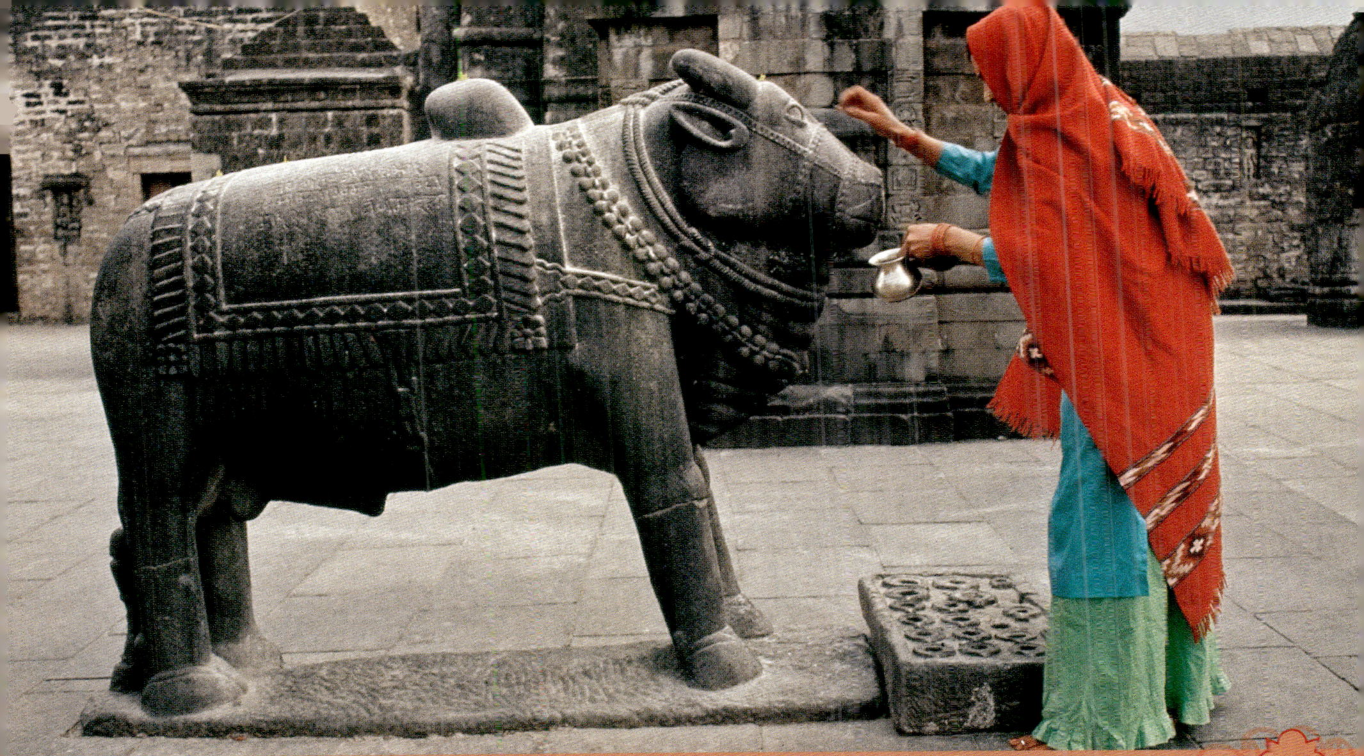

Jeder Tag sollte zu einem **Dankfest** *werden,*
an dem ihr an alle Gaben denkt,
die das Leben euch schenkt. PARAMAHAMSA YOGANANDA

Den Geist entspannen

Vom günstigen Umgang mit Problemen

Wenn wir auf unser Leben zurückblicken, werden wir uns an viele Probleme erinnern, die wir schon gelöst oder die sich in Wohlgefallen aufgelöst haben. Da unser Gehirn ein Problemlösungsorgan ist, sind wir von der Natur optimal ausgestattet, um mit Schwierigkeiten jeglicher Art fertigzuwerden. Am günstigsten ist es, wenn wir ein Problem umdeuten beziehungsweise umbewerten.

Eine neue Perspektive finden: Kommen Sie in eine entspannte Sitzhaltung (Seite 7). Machen Sie sich ein Problem bewusst, das Sie erfolgreich und nachhaltig gelöst haben. Erinnern Sie sich an den ganzen Problemlösungsprozess und spüren Sie, wie gut es tut, zu wissen, dass Sie – auf Ihre Weise – auch damit fertig geworden sind! Vielleicht merken Sie sogar, dass Sie an der Bewältigung dieses Problems innerlich gewachsen sind.

Dadurch gestärkt schauen Sie auf etwas, das sich augenblicklich in Ihrem Leben als Problem darstellt. Sagen Sie sich innerlich: »Da ich die Probleme der Vergangenheit gelöst habe, werde ich auch dieses Problem bewältigen können!«

Oft geht es nicht darum, die Umstände zu ändern, sondern die eigene Haltung dazu. Machen Sie sich also bewusst, dass Sie manches Problem nur in sich selbst lösen können. Verändern Sie Ihre Sichtweise oder Einstellung, oder deuten Sie das Problem um: Betrachten Sie es als Herausforderung. Oder als Ihren Lehrer.

Die wörtliche Übersetzung für Problem ist: »Das, was (zur Lösung) vorgelegt wurde.« Die Lösung ist also schon Bestandteil des Problems und möchte nur noch von Ihnen gefunden werden.

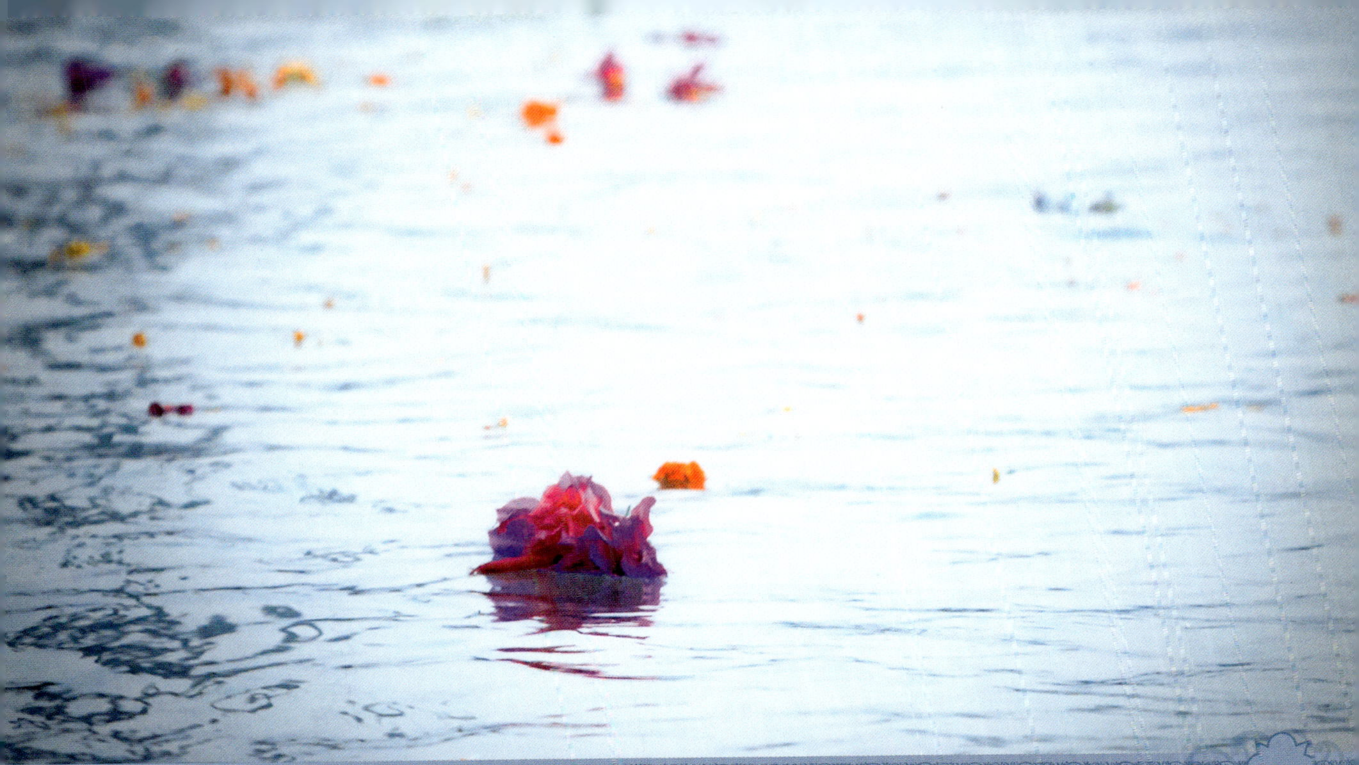

Was immer wir heute als ein Problem ansehen,
bedeutet nicht, dass es auch morgen noch
ein Problem sein wird. AYYA KHEMA

Rechtes Denken

»Mit unseren Gedanken erschaffen wir die Welt«

Dieser Satz stammt von Buddha. Im Yoga gelten Gedanken ebenfalls als Energien, die – da sie ja in uns wirken – genauso in der Welt wirksam werden. Unsere Gedanken können bewirken, dass wir die Welt als einen beschwerlichen Platz empfinden oder aber als einen angenehmen Ort.

Deshalb ist es für unser Wohlbefinden von größter Bedeutung, dass wir lernen, unsere Gedanken zu zähmen und sie in eine günstige und förderliche Richtung zu lenken. Dann werden sie uns unterstützen und Raum für unsere Entwicklung lassen. Damit ist nicht einfach »positives Denken« gemeint, vielmehr achtsames und bewusstes Denken.

Werden Sie zum Beobachter Ihrer Gedanken: Achten Sie in den nächsten vier Wochen so oft wie möglich auf all das, was Ihnen so durch den Kopf geht. In welche Richtung geht Ihr Denken? Interessiert es sich mehr für das Problem oder mehr für die Lösung? Immer wenn Sie merken, dass Ihr Denken sich in eine ungünstige Richtung bewegt, halten Sie kurz inne. Fragen Sie sich: »Wo führt mich mein Denken hin? Will ich das? Ist es günstig und förderlich für mich und die Welt?«

Wenn Sie feststellen, dass Ihr Denken Ihnen Probleme erschafft, lenken Sie es in eine andere, günstigere Richtung. Werden Sie zum Dompteur Ihrer Gedanken – damit Sie nicht von ihnen beherrscht werden. Oft hilft der Satz: »Ich bin nicht meine Gedanken!«, ihren Einfluss zu schwächen.

Die Gedanken werden bald merken, dass Sie nun der »Herr im Haus« sind und dass Sie ihr Treiben achtsam beobachten. Sie werden bald merken, dass sich Ihre Gedanken unter dieser neuen Führung neu ordnen und ausrichten werden, um Ihnen zu dienen.

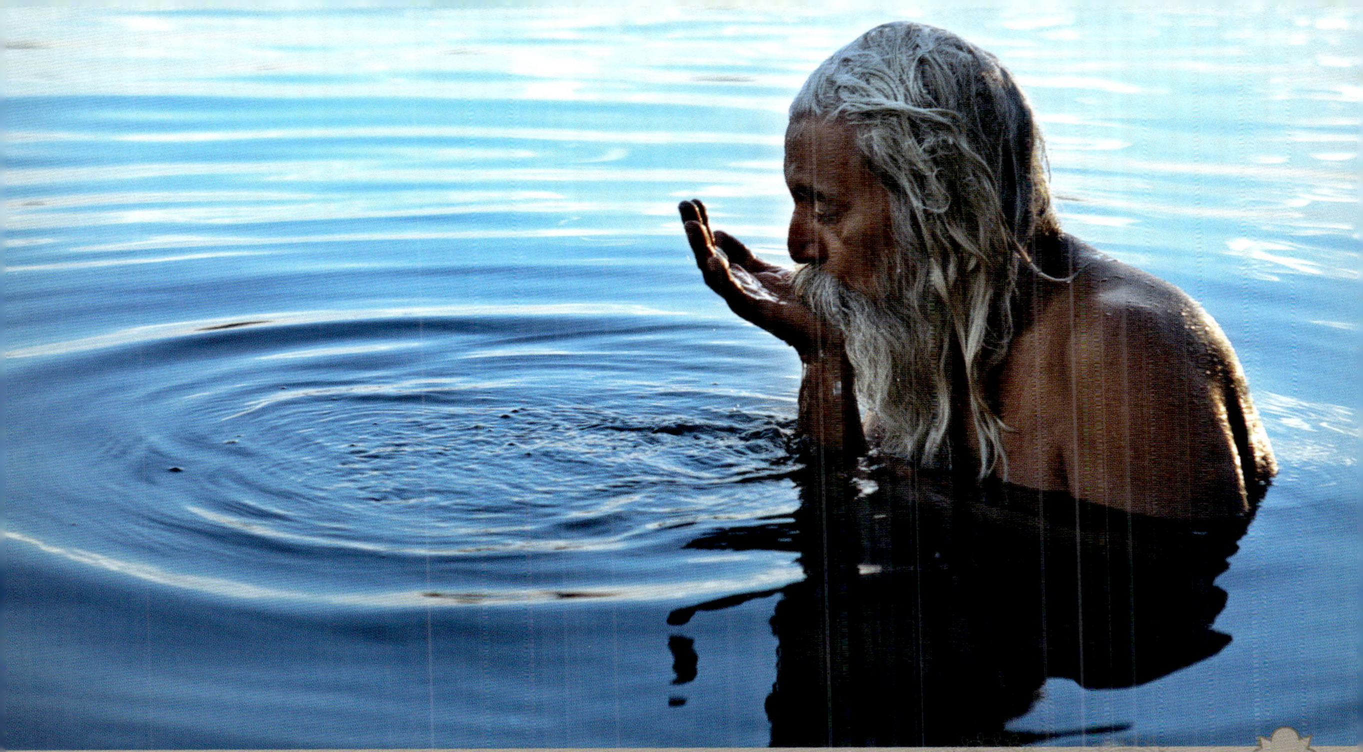

Ein Mensch mit einem reinen Geist
ist nicht mehr von Wahrnehmungsmustern
aus der Vergangenheit negativ beeinflusst. YOGA-SUTRA 2.41

Rechtes Sprechen

Reden ist Silber – Schweigen ist Gold

Wenn Sie sich angewöhnen, zum Dompteur der quirligen Schar Ihrer Gedanken zu werden, wird sich Ihre Art zu reden automatisch verändern: Sie werden, bevor Sie etwas sagen, erst einmal bedenken, was Sie sagen möchten, wie Sie es ausdrücken wollen – und ob es überhaupt gesagt werden muss.

In diesen Augenblicken des Überdenkens werden Sie ganz oft feststellen, dass es hilfreicher ist, jetzt nichts zu sagen – oder Sie werden Ihre Worte genau bedenken und achtsam wählen.

Beobachten Sie sich im Alltag: Was sagen Sie, und was drücken Sie damit aus? Wie drücken Sie sich aus? Sagen Sie direkt, was Sie mitteilen oder fragen wollen, oder drücken Sie sich in der Regel eher indirekt aus? Achten Sie auf den Tonfall und auf all das, was in Ihrer Rede mitschwingt. Wie fühlen Sie sich dabei?

Üben Sie in ruhigen und stressfreien Situationen, überlegt, achtsam und freundlich zu reden. Sagen Sie nichts, wenn Sie merken, dass es nicht hilfreich und günstig ist – ob für Sie oder die anderen. Drücken Sie sich klar und direkt aus, sodass die anderen Menschen erkennen können, was Ihnen wichtig ist.

Versuchen Sie zunehmend, achtsam zu kommunizieren, wenn Sie erregt sind und Ihnen die Worte nur so rausrutschen wollen. Üben Sie, schwierige Situationen zu entschärfen, indem Sie sich das letzte Wort verkneifen oder etwas Versöhnliches und Freundliches sagen.

Wenn Sie Kontrolle über Ihre Worte haben, werden Sie sich und anderen oft unangenehme Situationen ersparen. Und Sie werden merken, wie viel Gutes Sie mit achtsam gewählten, freundlichen Worten bewirken können.

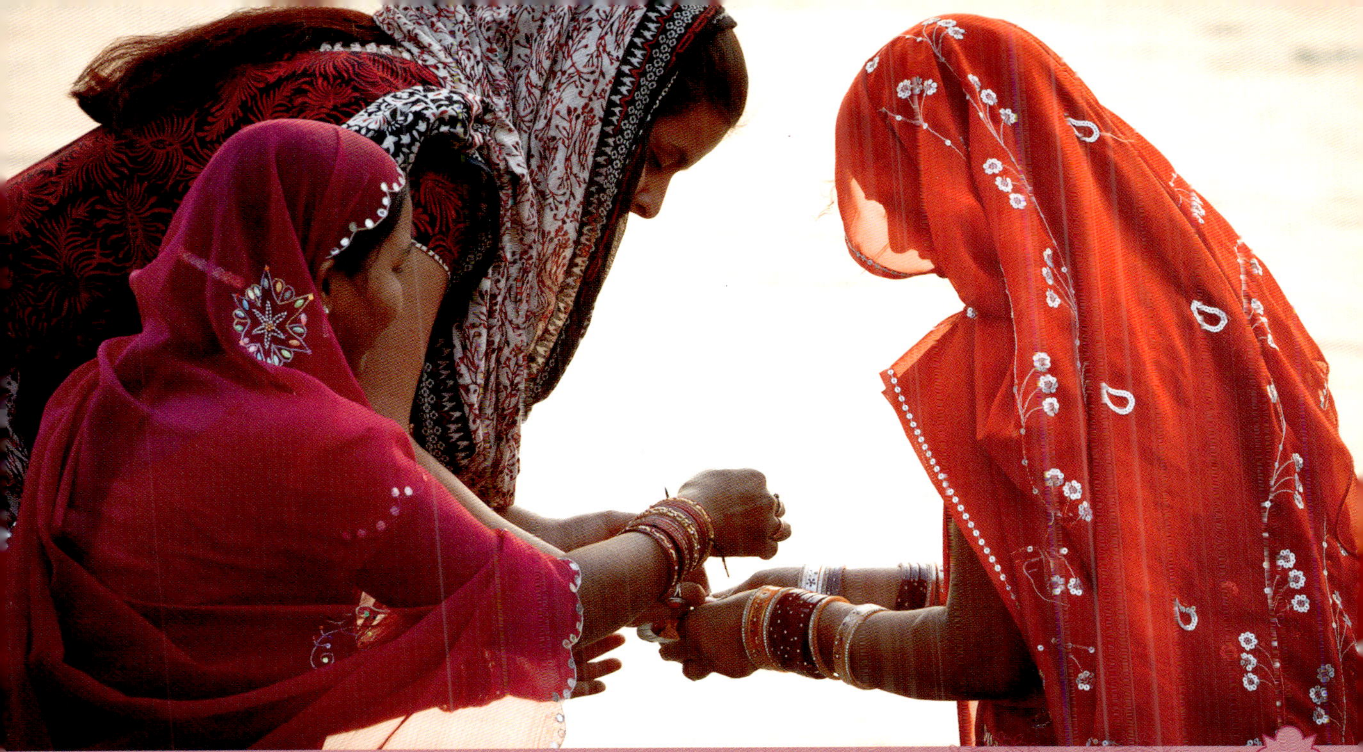

Ein Wort, das aus **reinem Herzen** *gesprochen wird, ist niemals nutzlos.* MAHATMA GANDHI

Rechtes Handeln

Großzügig handeln, ohne etwas zu erwarten

In der Regel machen wir Dinge, weil wir hoffen, dass etwas dabei herauskommt, dass wir etwas bewirken und dafür Lob und Anerkennung erhalten. Wenn das nicht gelingt, sind wir enttäuscht oder frustriert. Der Yoga möchte unser Denken bezogen aufs Handeln in eine günstigere Richtung lenken, indem er uns einlädt, unsere Erwartungen an den »Lohn« unseres Handeln zurückzunehmen und zu lernen, einfach das zu tun, was ansteht, auch wenn es niemand bemerkt.

Beobachten Sie sich beim Handeln: Hoffen Sie oft, dass jemand bemerkt, wie Sie sich bemühen oder wie gut Sie sind? Erwarten Sie Lob und Anerkennung für Ihr Tun? Muss sich das, was Sie tun, immer irgendwie lohnen? Wie oft sind Sie enttäuscht, wenn man Ihr Handeln als selbstverständlich hinnimmt, ohne Dank oder Lob?

Bedenken Sie, wie oft Sie etwas einfach tun, weil es getan werden muss: die Zähne putzen, die Wäsche aufhängen, den Müll rausbringen, die Einkäufe erledigen, den Hund ausführen und dergleichen mehr. Keiner wird Sie dafür loben. Und doch fühlt es sich gut an, wenn es getan ist.

Machen Sie sich bewusst, wie viele Menschen Ihnen ihre Arbeit zur Verfügung stellen, ohne dass Sie es ahnen: im Straßenbau, bei den Wasserwerken, in der Post, beim Fernsehsender … Jeder macht, was getan werden muss und was er kann. Und damit dienen wir uns alle gegenseitig.

Handeln Sie, ohne dafür etwas Bestimmtes zu erwarten. Dienen Sie selbst, wie auch andere Ihnen dienen, und leisten Sie damit Ihren Beitrag zum Allgemeinwohl. So werden Sie viel mehr Freude und Befriedigung im Tun empfinden.

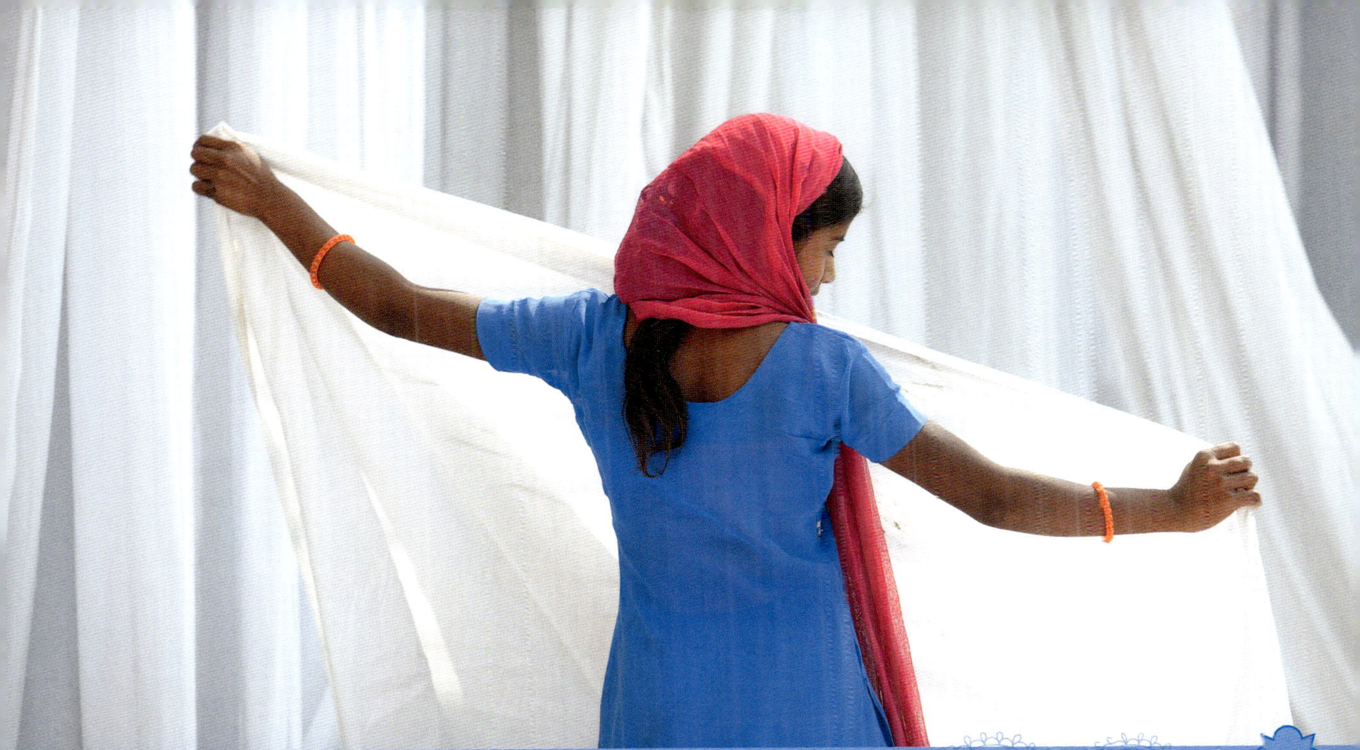

Darum führe, ohne an ihnen anzuhaften,
immer die Handlungen *aus,*
die getan werden müssen. BHAGAVADGITA

Rechtes Leben

Lebensgestaltung und Lebensqualität

Der Yoga lehrt uns, dass jeder von uns mit seinen Gedanken und Visionen, mit der Art, wie er die Welt sieht, und mit seinen Handlungen dazu beitragen kann, sein Leben reicher und sinnerfüllter zu gestalten und das Dasein auf unserer Erde lebenswert zu machen.

Damit schenkt uns der Yoga die Möglichkeit, zu wirklicher Lebensqualität zu finden. Er gibt uns aber auch die Verantwortung dafür, was wir aus unserem Leben machen wollen. Der Sinn unseres Daseins erschließt sich uns am besten, wenn wir erkennen, womit wir der Welt und den Menschen dienen können.

Gestalten Sie Ihr Leben bewusst: Machen Sie das, was Sie machen können. Und zwar so gut wie möglich und so, dass Sie daran Freude finden. Nehmen Sie sich Zeit für Ihre Familie. Tun Sie Gutes: zum Beispiel, indem Sie freundlich, achtsam und respektvoll mit Ihren Mitmenschen umgehen. Unterstützen Sie sie, wo Sie nur können. Machen Sie öfter einmal etwas ehrenamtlich. Teilen Sie Ihr Wissen und Ihre Fähigkeiten mit anderen Menschen. Seien Sie großzügig. Danken Sie anderen. Gestalten Sie Ihren Lebensraum so, dass Sie und Ihre Mitmenschen sich in ihm wohlfühlen.

Gehen Sie sorgsam und gut mit sich um. Fördern Sie Ihre Talente und pflegen Sie Ihre »Gottesgaben« (zum Beispiel ein Sprachtalent). Verzeihen Sie sich und anderen. Seien Sie geduldig mit sich und anderen. Lachen Sie. Tanzen Sie. Üben Sie Yoga. Meditieren Sie.

Genießen Sie bewusst und dankbar Ihr Leben. Richten Sie es so ein, dass Sie aus vollem Herzen Ihr Bestes geben können – zum Wohle aller Wesen.

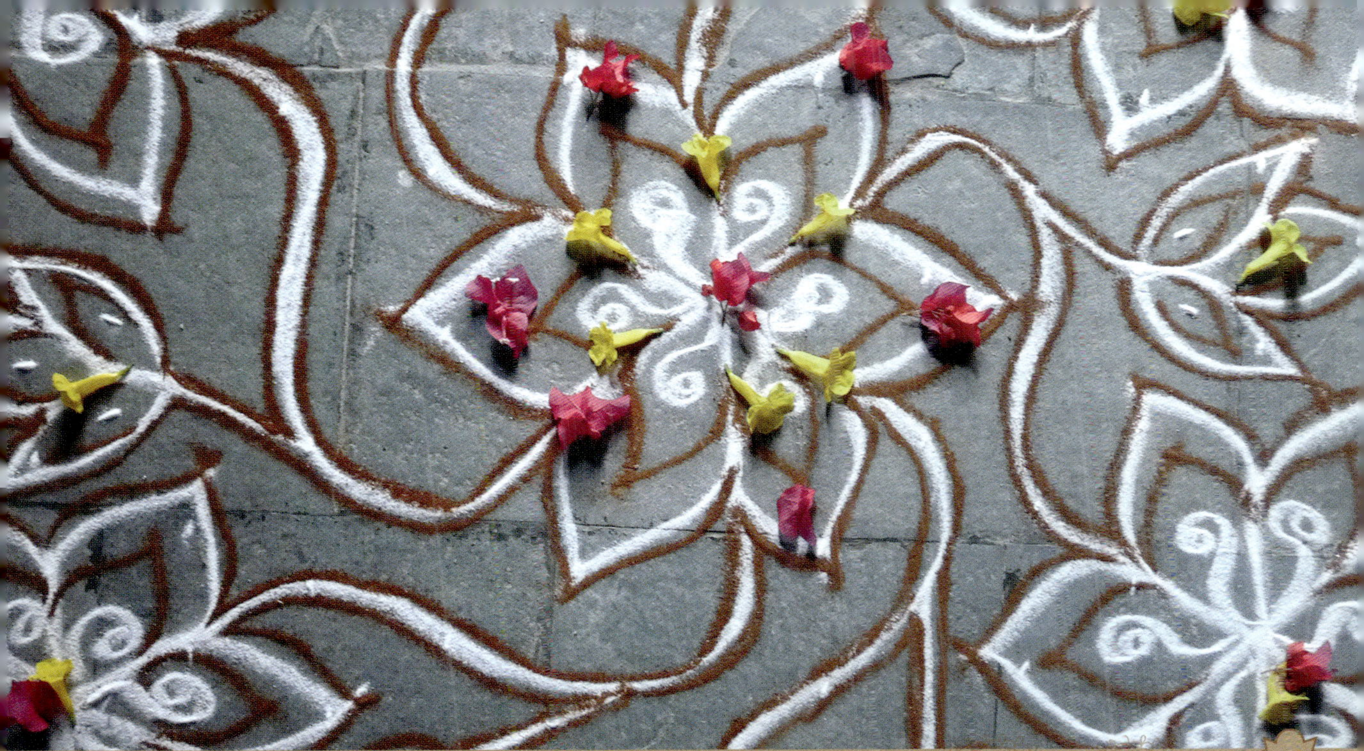

Frage dich, womit du dem Leben
*am besten **dienen** kannst. Dann weißt du,*
*wie du dein Leben **gestalten** kannst.* URSULA LYON

Die Themen im Überblick

Einführung

Sich selbst finden

Zur Ruhe kommen

Den Geist stabilisieren

9 ***Unseren Wesenskern entdecken***
… der sich durch nichts aus der Ruhe bringen lässt

10 ***Von der Zerstreutheit zur Sammlung***
Was lenkt mich im Alltag ab?

11 ***Innehalten***
»Was geht hier vor?«

12 ***Herausforderungen in Ruhe begegnen***
Wie der Atem den Geist beeinflusst

Die inneren Kraftquellen finden

13 ***Die eigenen Fähigkeiten schätzen***
Sie können viel mehr, als Ihnen bewusst ist

14 ***Schlummernde Potenziale entfalten***
In Ihnen steckt viel mehr, als Sie glauben

15 ***Leben heißt wachsen***
Veränderung zulassen und Neues wagen

16 ***Das gute Gefühl***
Ein sicherer Leitfaden durchs Leben

Das innere Feuer

17 ***Interesse stärkt die Motivation***
Sich selbst motivieren lernen

18 ***Das innere Feuer schüren***
Vom Umgang mit dem inneren Schweinehund

19 ***Begeistert sein***
Das Geschenk des Yoga erkennen

20 ***Verzichten lernen***
Den Alltag entrümpeln

Das rechte Bemühen

21 ***Balance im Bemühen finden***
Intensiv handeln – in Gelassenheit

22 ***Vom Wert des entspannten Übens***
Das machen, was man tun kann

23 ***Viel ist nicht immer mehr***
Finden Sie ein Yogaprogramm, das in Ihren Tag passt

24 ***Vom Umgang mit Erwartungen***
Erwarten Sie am besten … nichts!

Erkennen, was uns Leid erschafft

25 ***Wie wir geworden sind***
… und wie wir uns verwandeln können

26 ***Die Einstellung bestimmt das Handeln***
Wie wir hilfreiche Haltungen finden können

27 ***Begierden und Abneigungen***
Wie wir sie beherrschen lernen

28 ***Unsicherheit und Angst***
Sich mit den eigenen Ängsten anfreunden

Vom Umgang mit Hindernissen

29 ***Erkennen, was uns behindert***
Was stellen Sie sich selbst in den Weg?

30 ***Entschlossen Vorsätze verwirklichen***
Vom souveränen Umgang mit Zweifeln

31 ***Mit Unangenehmem umgehen***
Zum Selbst-Coach werden

32 ***Vorbilder finden***
Suchen Sie sich einen Lehrer!

Vertrauen entwickeln

33 ***Dem Leben vertrauen***
Die nährende und entlastende Kraft des Atems spüren

34 ***Der eigenen Kraft vertrauen***
Herausforderungen Schritt für Schritt meistern

35 ***Der Intelligenz des Körpers vertrauen***
Ihr Körper ist Ihr Lehrer

36 ***Dem Yogaweg vertrauen***
Einen Weg gehen, der vielfach erprobt ist

Die vier heilsamen Qualitäten

37 ***Güte entwickeln***
Nehmen Sie sich so an, wie Sie sind

38 ***Mitgefühl entwickeln***
Den Mitmenschen mit Verständnis begegnen

39 ***Freude erfahren***
In der Fülle leben, sich auf Fülle ausrichten

40 ***Geduld und Nachsicht entwickeln***
Freundlich auf Fehler schauen

Bücher und Adressen, die weiterhelfen

Buchempfehlungen & Zitatquellen

Die Zitate wurden teilweise leicht in der Länge angepasst, manchmal sinngemäß neu übersetzt.

Ayya Khema: **Ein Leben in Liebe und Weisheit;** Jhana Verlag, 2009

Bärr, Eberhard: **Sukumar – Upasana –das gute Gefühl;** Editions Heuwinkel 2001

Blitz, Gérard: **Der Yogaweg des Patañjali. Ein kleiner Leitfaden für Übende und Lehrende;** Verlag Via Nova 2008

Daiker, Ilona: **Gelassen wie ein Buddha;** Gräfe und Unzer Verlag 2009

Desikachar, T. K. V.: **Über Freiheit und Meditation. Das Yoga Sûtra des Patañjali;** Verlag Via Nova 1997

Engels, Sybille/Eßwein, Jan: **Meditation für Neugierige und Ungeduldige;** Gräfe und Unzer Verlag 2008

Hüther, Gerald: Di**e Macht der inneren Bilder;** Vandenhoeck & Ruprecht 2006

Kämpchen, Martin: **Gandhi für Gestresste;** Insel Verlag 2002

Mannschatz, Marie: **Buddhas Anleitung zum Glücklichsein;** Gräfe und Unzer Verlag 2007

Mylius, Klaus: **Bhagavadgita;** Insel Verlag 1997

Sriram, R.: **Patañjali. Das Yogasutra;** Theseus Verlag 2009

Trökes, Anna: **Das große Yogabuch;** Gräfe und Unzer Verlag 2010

Trökes, Anna: **Die sieben Schätze des Yoga;** Gräfe und Unzer Verlag 2010

Trökes, Anna/Glet, Beate: **Hatha Yoga Pradipika;** Eigenverlag 2006

Trökes, Anna: **Wie der Yoga zu den Menschen kam und andere schöne Yogageschichten;** Theseus Verlag 2006

Trökes, Anna: **Yoga. Was Sie schon immer wissen wollten;** Theseus Verlag 2005

Trökes, Anna: **Yogameditation;** Theseus Verlag 2004

Trökes, Anna: **Yoga-Meditation für Anfänger;** Verlag Via Nova 2011

Whitwell, Mark: **Herz-Yoga;** Verlag Via Nova 2010

Wolz-Gottwald, Eckard: **Yoga-Philosophie-Atlas;** Verlag Via Nova 2003

Zeitschriften

Yoga aktuell, Yoga Journal
(im Zeitschriftenhandel, beide Titel erscheinen zweimonatlich)

Deutsches Yoga-Forum;
hrsg. vom BDY, Göttingen (erscheint zweimonatlich)

Adressen & Websites

Anna Trökes
Singener Weg 23, D-14163 Berlin
www.troekesyoga.de

Qualifizierte Yogalehrer/-innen in Ihrer Nähe finden Sie über:

BDY – Berufsverband der Yogalehrenden in Deutschland e. V.
Jüdenstraße 37, D-37073 Göttingen
www.yoga.de, www.bdy.de

SYG – Schweizerische Yoga-Gesellschaft
Sekretariat, Aarbergergasse 21, CH-3011 Bern
www.syg.ch

BYO – Berufsverband der Yogalehrenden in Österreich
Neustiftg. 14/St.2/II, A-1070 Wien
www.Yoga.at

Bezugsquellen für Yoga-Utensilien wie Matten, Sitzkissen, Sitzbänkchen und für Yogakleidung:

www.bausinger.de
www.yogishop.com

Dank

Ich danke meinen LehrerInnen und KollegInnen, die mich über Jahre hinweg inspiriert haben. Manches von ihrem Lehren ist in die Zitate eingeflossen. Ich danke Ilona Daiker und meiner langjährigen Lektorin Felicitas Holdau für ihre zugewandte und geduldige Zusammenarbeit an diesem Projekt. Und ich danke meinem Leben, das mich zum Yoga führte und mich damit so reich beschenkte.

Wichtiger Hinweis

Impressum

Projektleitung: Ilona Daiker
Lektorat & Satz: Felicitas Holdau
Bildredaktion: Caroline Davis
Umschlaggestaltung & Layout: independent Medien-Design, Horst Moser, München
Herstellung: Susanne Mühldorfer
Lithos: Longo AG, Bozen
Printed in China

Bildnachweis: Tim Besserer: S. 11, 71, 79, 113; Bildstelle: S. 97; Corbis: Cover vorn, S. 27, 31, 35, 45, 55, 61, 65, 73, 81, 95, 101, 103; Thomas Effinger: S. 15, 25, 41, 59, 75, 83, 93, 105, 109; Getty Images: S. 13, 23, 29, 33, 39, 47, 57, 63, 69, 107, 111; Laif: S. 17, 43, 85, 87, 91; Masterfile: S. 19; Plainpicture: S. 21, 49, 51, 53; Anna Trökes: S. 37, 67, 77, 89, 99

ISBN: 978-3-8338-2129-5
1. Auflage 2011

GRÄFE UND UNZER

Ein Unternehmen der
GANSKE VERLAGSGRUPPE

DAS ORIGINAL GU MIT GARANTIE

Unsere Garantie

Alle Informationen in diesem Ratgeber sind sorgfältig und gewissenhaft geprüft. Sollte dennoch einmal ein Fehler enthalten sein, schicken Sie uns das Produkt mit dem entsprechenden Hinweis an unseren Leserservice zurück. Wir tauschen Ihnen den GU-Ratgeber gegen einen anderen zum gleichen oder ähnlichen Thema um.

Liebe Leserin und lieber Leser,

wir freuen uns, dass Sie sich für ein GU-Produkt entschieden haben. Mit Ihrem Kauf setzen Sie auf die Qualität, Kompetenz und Aktualität unserer Ratgeber. Dafür sagen wir Danke! Wir wollen als führender Ratgeberverlag noch besser werden. Daher ist uns Ihre Meinung wichtig. Bitte senden Sie uns Ihre Anregungen, Ihre Kritik oder Ihr Lob zu unseren Büchern. Haben Sie Fragen oder benötigen Sie weiteren Rat zum Thema? Wir freuen uns auf Ihre Nachricht!

Wir sind für Sie da!

Montag – Donnerstag: 8.00–18.00 Uhr;
Freitag: 8.00–16.00 Uhr

Tel.: 0180-5 00 50 54*
Fax: 0180-5 01 20 54*
* (0,14 €/Min. aus dem deutschen Festnetz/ Mobilfunkpreise maximal 0,42 €/Min.)

E-Mail: leserservice@graefe-und-unzer.de

P.S.: Wollen Sie noch mehr Aktuelles von GU wissen, dann abonnieren Sie doch unseren kostenlosen GU-Online-Newsletter und/oder unsere kostenlosen Kundenmagazine.

GRÄFE UND UNZER VERLAG
Leserservice | Postfach 86 03 13 | 81630 München